"刷屏时代"
眼健康与视力保护

名誉主编
周行涛　钱海红

学术顾问
卢　奕　徐建江　钱　江　王　敏
孔祥梅　瞿小妹

主编
洪佳旭

编委（以姓氏笔画为序）
丁心怡　王　丽　亓雨禾　许　烨
林　通　邵春益　邱晓頔　程静怡

编写秘书
蒋　浩　归纯漪

上海科学技术出版社

图书在版编目（ＣＩＰ）数据

"刷屏时代"眼健康与视力保护 / 洪佳旭主编. --
上海：上海科学技术出版社，2021.8（2021.12重印）
ISBN 978-7-5478-5422-8

Ⅰ. ①刷… Ⅱ. ①洪… Ⅲ. ①眼－保健 Ⅳ. ①R77

中国版本图书馆CIP数据核字(2021)第142302号

"刷屏时代"眼健康与视力保护

主编　洪佳旭

上海世纪出版（集团）有限公司
上海科学技术出版社　出版、发行
（上海市闵行区号景路 159 弄 A 座 9F-10F）
邮政编码 201101　　　www.sstp.cn
上海盛通时代印刷有限公司印刷
开本 889×1194　1/32　印张 4
字数 80 千字
2021 年 8 月第 1 版　2021 年 12 月第 2 次印刷
ISBN 978-7-5478-5422-8/R·2346
定价：45.00 元

本书如有缺页、错装或坏损等严重质量问题，
请向工厂联系调换

本书受到以下项目支持：上海市教委东方学者特聘教授（2019）、
上海申康临床三年行动计划重点项目（SHDC2020CR3052B）、上海市
科委科普项目（19DZ2340500）、复旦大学卓越 2025 人才培养计划。

序 一

随着信息时代的到来，眼睛获取外界信息的重要性日益突出。社会资讯和科技的飞速发展，包括手机、iPad、电脑等几乎是现代人生活和工作不可或缺的一部分，尤其是 IT 行业、财务统计、文员秘书等职业，整天与电脑视屏密不可分。由此，一种叫"视屏（频）终端综合征"的现代眼病越来越多见，患者除了容易眼睛疲劳以外，还有眼睛干涩、灼热，或是异物感、视力不稳定或是暂时模糊，眼皮沉重，眼球胀痛甚至头痛。干眼症是与之相关的又一种普遍性眼病，室内不良环境、空气污染以及人体内分泌代谢紊乱等推波助澜。此外，刷屏时代还带来了眼睑和结膜疾病的高发、睫状肌过度调节相关的近视等现象，甚至诱发青光眼。这些与刷屏习惯密切相关的现代眼病，不仅影响视觉功能，也影响整个身体健康和精神状况，引起头昏脑涨、食欲不振、睡眠障碍、血压升高、心情沮丧、急躁焦虑……

《"刷屏时代"眼健康与视力保护》正是针对全民健康背景下的现代社会发展需求，适时编写的一本护眼科普书。作者以复旦大学附属眼耳鼻喉科医院眼科工作在临床一线、具有丰富诊治经验的青年医生为主，他们不仅在眼科专业方面锐意进取、精益求精，而且还具有一颗普惠大众的爱心。序者有幸先睹为快，此书图文并茂、语言生动、深入浅出、可读性强，不仅能够为广大民众提供"刷屏时代"眼病的防治保健相关医学科普知识，还可作为眼科医护人员的工作参考，谨向大家推荐！

孙兴怀

上海市医学会眼科专科分会主任委员

中华医学会眼科学分会候任主任委员

2021 年 5 月

序 二

这本书最早的想法缘起于 2016 年波士顿的查尔斯河畔。那个时候，在哈佛大学医学院麻省眼耳医院进修的几位中国眼科医生坐在一起，讨论中美之间医疗模式的巨大差异。刚到美国的我们都羡慕美国医生跟每位患者的交流时间能在半小时以上，充分的沟通，使患者对自己病情有充分了解，也加深了医患双方的互信。考虑到中国庞大的就医人群，我深知这种医疗模式如果简单移植于国内，将会有显著的水土不服。

时光匆匆，转眼之间 5 年过去了。虽然波士顿有很多美好的回忆——犹如画家调色出的湛蓝天空、波光粼粼的查尔斯河以及绿树葱葱的河边步道，我依然记得这场没有讨论出结果的闲聊，内心总觉得要有个答案来解决问题。

于是，便有了这本书。科普，是的，如果我们不能在短时间内解决巨大的医疗需求，至少医生可以用自己的专业知识来回答患者的一些疑问，最好是那些常见的、容易被误解的医疗知识。专业的医学知识与广大患者之间，确实有一道巨大的鸿沟，我们医生不能袖手旁观，而应主动站出来，帮助患者去跨越。眼科的疾病种类很多，限于人力和时间的限制，这本书仅针对职业人群可能比较关注的眼科常见病进行剖析。也许在未来，我们还会尝试普及老年人或者儿童的常见眼病知识。

因为很多参与本书编撰的是一线青年骨干医生，因此本书行文活泼、轻松。与此同时，我们邀请了国内知名的眼科专家作为学术顾问，来把握本书的科学性。

最后，谢谢你选择了这本书。祝昨日、今日及明日一直身体健康！

洪佳旭

2021 年 6 月 26 日于上海

序 三

第一次见到洪佳旭博士是在他的门诊，那也是我第一次走进复旦大学附属眼耳鼻喉科医院。我一直庆幸自己眼睛很好，不用戴眼镜，自然也想不到护眼。近年，随着年龄的增长和用电子书的增多，老花、闪光和干眼，加上以前就有的慢性结膜炎一起袭来。实在忍不住了，就预约了一个专家门诊。当时因为都带着大口罩，也没看出来洪医生多大年纪。只是感觉他虽然年轻但很沉稳。其间，有人拿化验单回来请他解释。他站了起来，走到一张眼睛解剖挂图面前，一边跟那位患者解释他的情况，一边招呼我一起过来看，告诉我，我的病症在哪里。

这一幕给我留下了很深的印象，洪佳旭医生对待患者询问的认真态度一下子抓住了我。因为都在一个学校，我很快了解到洪医生不仅治病好，是医院干眼中心主任，全国干眼康复学组副组长，而且科研也做得很好，还是上海市东方学者特聘教授。更难能可贵的是，他非常关心和支持医学人文的建设，是复旦大学上海医学院钱海红教授医学人文团队的骨干力量。这下我们不仅有了共同朋友，也有了共同语言。海红教授也是我的朋友和"队友"。我们和汤其群教授、孙向晨教授等一起策划并促成了基础医学院的医学人文课程。知道佳旭博士同样热衷于医学人文团队的工作和医学健康科普，我们之间的距离一下子就近了很多。这次佳旭博士将其主编的《"刷屏时代"眼健

1

康与视力保护》分享与我，让我有幸成为最早的读者之一，我十分高兴。

"刷屏时代"一开始就将"眼健康与视力保护"与信息技术时代人们的生活方式联系起来。刷屏——无论是在手机上还是在电脑上，几乎是我们了解世界、与世界交换信息的主要途径。今天甚至在同一个屋檐下、同一张饭桌上，人们之间也常常用手机交换信息。随着开放获取的普及，查阅资料、阅读、写作几乎都在线上进行。疫情期间，上网课和购物成了常态。这些改变，无疑加重了眼睛的负担。我想佳旭博士选择这个书名也是想给所有习惯"刷屏"的人敲一敲黑板，警示人们注意可视化的"副产品"，提醒我们改变生活和工作习惯。

公共卫生、医学公众健康的科学普及极其重要，一方面这些话题涉及每一个人，老百姓更加关心；另一方面，还是有少数人利用公众的心理和对医学健康知识的欠缺，传播伪科学，骗取老百姓的钱财。因此，科普这个阵地非常需要一大批专业人士的热情付出。这本书的编者洪佳旭博士和其他几位作者都是临床第一线的年轻医生，他们的科研和临床任务都很重，但即便如此，他们还是利用业余时间，将自己的所学所知用通俗的语言和图片向公众传播，这不能不说是一种情怀。

王国豫

教育部长江学者特聘教授

复旦大学哲学学院教授

复旦大学生命伦理研究中心主任

2021 年 7 月

目　录

二、过敏性结膜炎：不局限于眼睛

除了眼睛不舒服，部分患者伴有咳嗽、气喘

青少年频繁揉眼、眨眼多为此病，不要到药房乱买药

提倡早诊早治，必要时查清过敏原

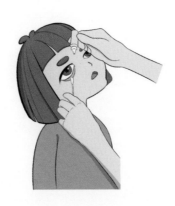

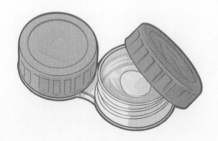

三、眼睛的"面膜"干了：干眼症

大多是用眼过度引起的视疲劳所致，适当休息有助于缓解

远眺或者多眨眼，有助于改善眼睛干涩感

人工泪液，分为药水及药膏两种

干眼症治疗包括药物、物理治疗及手术

四、常见的 "长针眼"：麦 粒肿

肿痛是否厉害和长麦粒肿的部位有关

一般能自愈，如果眼球也痛了，可能是疾病加重了

麦粒肿不会传染

五、会传染的"红眼病"：急性结膜炎

红眼病传染性非常强

得过红眼病，并不产生"免疫力"

不及时规范治疗可能有严重并发症

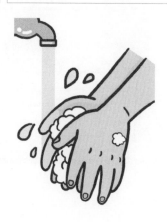

六、"三件宝"
控制进展：近
视

"三件宝"：OK镜、低
浓度阿托品眼药水和户
外活动

蓝光眼镜不能预防或改
善近视

食物也不能预防或改善
近视

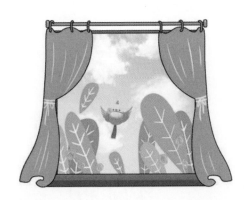

七、一生中必经的：老花眼

45 岁左右眼睛就开始老花了

无论是近视眼、远视眼，还是正视眼，都会出现老花

提高室内照明，并使用双重照明，可改善阅读体验

八、常见玻璃体视网膜病变：飞蚊症

生理性飞蚊症现无特别有效方法

部分患者要当心视网膜脱离

手术治疗飞蚊症有一定风险

九、不可逆的致盲性眼病：青光眼

眼部胀痛、视力下降、视野缺损是典型表现

眼压高不一定是青光眼，青光眼也不一定眼压高

高度近视是青光眼患病的高危因素

一、可视化的"副产品"：
视频终端综合征

线上课程、线上办公、电商直播、短视频、网购……

如果你是这些场景的高频用户，一定要看这章

每天沉浸这些场景超过 6 小时且出现用眼不适者，

可能需要寻求医生帮助

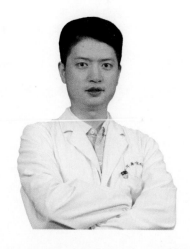

林 通

复旦大学眼科学博士，复旦大学附属
眼耳鼻喉科医院眼科医师，从事眼表
及角膜病临床与基础研究。入选上海
市扬帆计划及上海市"医苑新星"，作
为主要完成人获上海市医学科技奖三
等奖。

1. 什么是视频终端

　　广义上来讲，视频终端（visual display terminal，VDT）是指显示电子方式传输的图像、文本或视频信息的设备。在我们日常生活、娱乐以及工作中接触和使用较多的视频终端设备有电视、笔记本或台式电脑、显示器、平板电脑、智能手机、电子书以及游戏机等。这些视频终端设备是时代发展的产物，给我们的生活和工作带来便捷和愉悦的同时，也带来了"视频终端综合征"这一"新潮"病症。

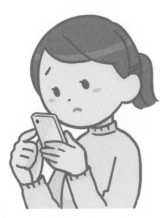

2. 认识视频终端综合征

　　一名职业精英，上班的第一件事情就是打开电脑，一天八小时甚至十几个小时盯着电脑，看着闪烁的荧光屏，手眼并用地在键盘上敲击。一天下来，头昏脑涨，眼睛酸涩，加上肩膀酸痛，浑身不适。日复一日，眼干、眼痒、眼部烧灼感、异物感、视物模糊、视力下降、眼部胀痛、眶上神经痛等症状越来越明显，加上长时间僵硬地坐在电脑前，导致颈椎、肩膀、手腕酸胀、僵直，严重的还会引起失眠甚至神经衰弱。

早在20世纪70年代就有医生关注到由于视频终端使用引起的不适症状，但真正对这一综合征进行系统的描述和定义是在2005年，由美国视光学协会（AOA）对视频终端综合征进行定义和综述。视频终端综合征，又称"VDT综合征"，是指由于长时间在视频终端前操作和注视荧光屏而出现的一组非特异性的症状，包括视疲劳、眼灼烧感、眼异物感、眼红、视力波动、眼干涩等眼部症状，VDT综合征也可引起运动系统、神经系统以及内分泌系统相关非眼部症状，包括肩颈腕综合征、神经衰弱综合征，以及食欲减退、便秘、抵抗力下降等症状，甚至可引起焦虑、抑郁等心理症状。

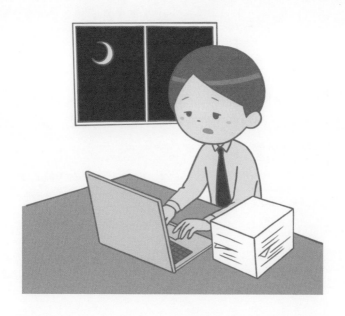

3. 谁是视频终端综合征的高危者

　　每天使用视频终端超过 6 小时者，半数以上的人会出现一些视频终端综合征的表现。

　　据 2020 年中国互联网信息中心发布的第 46 次《中国互联网络发展状况统计报告》显示，截至 2020 年 6 月，我国网民规模达 9.40 亿，互联网普及率达 67.0%。受到新冠肺炎疫情的影响，我国互联网的发展具有一些特征性的变化，截至 2020 年 6 月，在线教育用户规模达 3.81 亿，占网民整体的 40.5%；在线医疗用户规模达 2.76 亿，占网民整体的 29.4%；远程办公用户规模达 1.99 亿，占网民整体的 21.2%。随着当下电商直播和短视频流行，截至 2020 年 6 月，我国电商直播、短视频及网络购物用户规模较 3 月增长均超过 5%，电商直播用户规模达 3.09 亿，较 2020 年 3 月增长 4 430 万，规模增速达 16.7%，截至 2020 年 6 月，我国网络视频（含短视频）用户规模达 8.88 亿，占网民整体的 94.5%，其中短视频已成为新闻报道新选择、电商平台新标配。网络新闻用户规模为 7.25 亿，占网民整体的 77.1%，网络新闻借助社交、短视频等平台，通过可视化的方式提升传播效能。

　　线上课程、线上办公、电商直播、短视频这些当下流行的词汇，都离不开视频终端设备的使用。在当下这个时代，视频终端已经是现代社会必不可少的硬件设备。现代科技给人们带来便捷之外，随之而来的视频终端综合征发生率日益提高。长期（每天大于 6 小时）使用视频终端者，半数以上的人会出现一些视频终端综合征的表现。

单位：万人

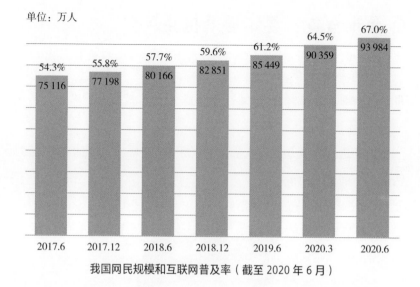

我国网民规模和互联网普及率（截至 2020 年 6 月）

4. 看看是不是易患的六种人之一

结合视频终端综合征发生的危险因素，以下几类人群更易产生视频终端综合征，看看你是不是已经"对号入座"？

（1）工作需长时间使用电脑等视频终端设备的工种；

（2）长期沉迷于电子游戏或以电子竞技为职业的人群；

（3）长期沉迷于追剧、刷短视频、直播、网购的人群；

（4）存在近视、远视或者散光等屈光不正的问题，没有合理矫正；

（5）存在隐斜视、调节能力减弱，或者双眼视力有显著差别的；

（6）性格内向、易焦虑抑郁的人群。

5. 初步自查：要不要看医生

最近熬夜加班，一直盯着电脑，感觉浑身不舒服，是不是得了"视频终端综合征"呢？能不能先自己判断一下呢？

为了进行自查，首先我们要对视频终端综合征的症状有一定的认识。下面做个简单归纳：

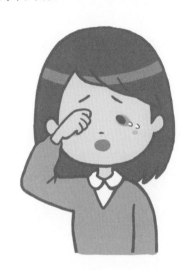

（1）眼部症状：视疲劳、干眼症、眼部发痒、烧灼异物感、视物模糊、视力下降、眼部胀痛、眶上神经痛等；

（2）神经衰弱综合征：头痛、头晕、额头压迫感、恶心、失眠或做噩梦、记忆力减退等；

（3）肩颈腕综合征：麻木、感觉异常及震颤，有压痛以及腰背部酸痛不适等；

（4）胃肠道症状：食欲减退、恶心呕吐、便秘等；

（5）心理症状：焦虑、烦躁、抑郁等。

如果存在长时间使用视频终端这一危险因素，自查发现有多种症状契合，那就要高度怀疑自己已经是视频终端综合征的患者了。这时，首先要及时控制视频终端的使用时间。如果控制使用、自行休息后症状仍不能缓解，则建议及时就医。

6. 会不会是得了别的什么病

视频终端综合征临床表现虽然多而杂，但多半在充足的休息之后会缓解。如果各种各样症状顽固持续存在，建议就诊进行器质性问题的排查。

视频终端综合征的临床症状往往是非特异性的症候群，临床表现多样化，因此有时候要与以下几种疾病进行鉴别：

（1）急性闭角型青光眼：由于视频终端综合征患者也可表现为眼胀、视物模糊以及眼部充血的症状，同时可伴有头痛、恶心呕吐的表现，这些表现容易和急性闭角型青光眼大发作期相混淆。

但视频终端综合征患者眼压检测往往是在正常值范围内，并且眼部检查并没有急性闭角型青光眼的体征，因此通过眼科就诊进行必要的排查还是能将两者进行鉴别的。

（2）颅脑疾患：视频终端综合征患者可表现为头晕、头痛、恶心呕吐以及肩颈部麻痹感和感觉异常，这些症状也可出现在颅脑疾患。

所以，必要时可去神经内科就诊。特别是中老年患者，有脑卒中风险的，必要时可行颅脑影像学检查排除病变。

（3）偏头痛：偏头痛是临床最常见的原发性头痛，也是一种常见的慢性发作性神经血管疾患。常表现为反复发作的、单侧的中或重度搏动样头痛，常伴有恶心、呕吐、畏光、畏声及疲乏无力，少数典型病例发病前有视觉、感觉和运动障碍等先兆，多数患者有家族史。

（4）胃肠道疾患：视频终端综合征患者可表现为恶心呕吐、胃纳不佳等胃肠道症状，但较少有腹痛腹泻、黑便等表现，且往往休息后可自行好转。

7. 除了控制使用时间，还要注意什么

持续使用电子屏幕是视频终端综合征发生的主要因素，有明确的研究证明，症状严重程度和使用时间成正比。视频终端使用多数情况下属于近距离用眼，需要依靠眼部持续性调节和集合，使用距离过近，需要动用更强的调节和集合，也会加重视频终端综合征症状。

除此之外，还有一些值得注意的客观因素，包括显示屏本身的问题、环境因素以及视频终端使用者的屈光状态等。

（1）电子屏本身的问题：可能是所用显示器质量不佳，包括对比度和分辨率不佳、图像质量差、刷新率低、字体细小以及显示屏亮度过高或过低等，这些情况下人眼看清目标需要更多的眼部调节和集合运动。

（2）使用者的屈光状态：如视频终端使用者本身就有不同程度的近视、远视或散光等屈光不正的问题，没有妥善矫正，这些人极

易产生视疲劳，视疲劳没有得到充分休息、恢复，加上长时间不正确的坐姿，长此以往，"积劳成疾"形成视频终端综合征。

此外有些视频终端使用者本身有隐斜视、老花前期，或者双眼视力有显著差别，这些原因也可导致视频终端综合征，特别是中老年人群，逐渐步入老花行列，眼部的调节、辐辏功能逐渐减弱，更容易出现视频终端综合征。

（3）环境因素：包括照明、空气湿度、空间环境等。工作环境内的照明不足或照明过强，或者外源性的反光、眩光等；空调环境中空气湿度较低，空气对流不佳；环境空间密闭狭小，使使用者缺乏远眺参照物，难以较大程度地放松调节。以上因素都容易加重视频终端相关的眼部不适症状。

8. 会对生活造成什么影响

视频终端综合征的危害性不容小觑，其不仅仅影响患者的生活质量和工作热情，甚至造成心理问题，也会对儿童及青少年的视力发育和屈光状态发展造成影响。

（1）影响视觉相关生活质量：有调查发现在视频终端使用者中，干眼发病率较一般人群明显增高，并且其发生率的高低和使用视频终端的时间相关，研究发现每天使用视频终端在8小时以内的干眼发生率约62.0%，而超过8小时的则升高到77.3%。视频终端引起的相关眼部症状影响使用者的工作效率和视觉相关生活质量。

（2）影响青少年的视觉发育和屈光状态：青少年视力发育尚不成熟，自我约束能力较差，长期接触这些视频终端，对屈光发育影响较大。学生学习任务繁重，再不注意让眼睛休息，过度看电视或电脑，很易导致视频终端综合征，15～25岁的人群，经常玩游戏、看电脑、用电子产品看书等的比例达到了38.5%，他们当中患有近视的人达到45.3%，使得目前我国近视防控的形势愈发严峻。

（3）影响肩颈以及腰背运动功能：视频终端使用者由于长时间注意力集中在电脑工作中，不合理的坐姿会导致背部、颈部和肩膀疼痛，还可能伴随颈椎压迫症状，出现头痛、眩晕、记忆力下降、颈肩腰背酸痛、关节功能障碍等不适，在视频终端综合征患者中存在颈肩问题的占59.3%，存在背部问题的占30%，有手臂问题的占13.9%。

（4）影响心理健康：调查发现在视频终端工作者中有精神健康问题（包括焦虑、痛苦和压力）所占的比例竟高达60%。视频终端工作者作业环境通常在相对封闭的室内，少与人交流，长此以往性格趋于内向型发展。现代社会高强度、快节奏的工作环境下，心理健康问题逐渐增加，已经成为视频终端工作者的重要职业健康问题。

9. 会对眼睛有哪些影响

视频终端综合征会引起身体多个部位的不适，但眼部症状最为常见，占到72.1%，视频终端对于眼部的影响主要体现在以下几个方面：

（1）视物调节灵活性下降：一般近距离工作都会产生集合疲劳。视频终端操作者视疲劳症状明显高于一般近距离阅读者，因为除了近距离工作本身的调节和集合以外，视频终端有着与纸质读物等界面不同的性质，其光照强度和刷新频率以及炫光效应等均对调节产生一定的干扰，因此视频终端操作者通常比一般办公室人员有更多的眼疲劳、头痛和视觉模糊等不适。

（2）固视能力下降：因用眼超负荷，出现中枢神经系统反应及机能下降，影响视觉的效率，致眼疲劳或加剧其症状。电脑荧光屏由小荧光点组成，人们在电脑前工作时，操作者的眼睛在视频、文件和键盘之间频繁移动，双眼不断地在各视点及视距间频繁切换，以保证视物清晰。时间过长，眼的固视能力会明显下降。

（3）视力波动：由于长时间近距离视物，容易造成调节痉挛，使得视力不稳。

（4）近视加重：不合理使用视频产品的青少年近视发生率较高，且会逐渐加重近视度数。

（5）干眼症：患者出现眼部干涩、异物感、眼部充血、烧灼感等不适症状，影响视觉相关生活质量。

10. 为什么会导致干眼症

有调查发现，在长时间视频终端使用者中，干眼症发病率可高达87.5%。

为何在长时间使用视频终端的患者中干眼症的发病率会如此之高呢？原因主要有以下几点：

（1）由于长时间使用电脑、手机等视频终端设备，导致自主瞬目频率下降，也就是眨眼次数减少，正常情况下人每分钟需眨眼20～25次，而视频终端工作者每分钟减少至5～10次，眨眼次数减少导致眼表的暴露时间延长，眼睛表面泪液过度蒸发，泪膜破裂时间明显缩短从而产生干眼。

（2）在使用视频终端过程中，眨眼往往是不完全的瞬目，不能将泪液均匀涂布在眼睛表面，因此也会导致泪膜的稳定性降低；由于瞬目不完全，间接导致睑板腺的睑脂分泌异常，从而也能引起泪膜的不稳定。

（3）也有研究提示，视频终端使用时间越长，泪膜中黏蛋白的浓度越低，而黏蛋白的缺乏也会导致泪膜的不稳定。

（4）视频终端工作者所处的环境大多是空调环境，湿度相对较低，这也会增加泪液的蒸发速率，加重和导致干眼症的发生。

11. 儿童会得视频终端综合征吗

家长：小朋友眼睛自身的调节能力强，长时间看电子屏不容易得视频终端综合征吧？

医生：No！

家长：看我们小朋友手机玩得多溜，动手能力多强啊！

医生：No！

由于近年来青少年的近视防控科普宣传，家长对于孩子视频终端的使用监控意识已逐步加强。但儿童过度使用视频终端有其自身特有的一些"困扰"。

（1）影响视觉系统的发育：过早、过多地使用视频产品，近距离视频信息的传入会影响视觉的发育，使儿童的屈光系统正视化提前，远视储备"消耗殆尽"，过早地步入"近视"阶段。近年来，近视患病率越来越高，患病年龄越来越低龄化，这与电子产品的泛滥和不注意用眼卫生有很大的关系。

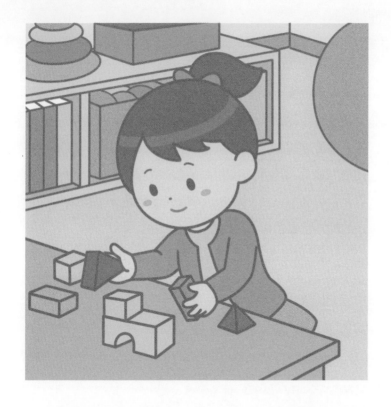

（2）影响动手能力的发展：手机或者平板电脑落入孩子手上，我们会"惊奇"地发现他们学起来很快，一下子就能玩得很溜，有些家长会觉得欣喜，赞叹孩子聪明、动手能力强，但确实如此吗？我们拿"搭积木"来类比，搭积木是三维立体空间中的活动，但手

指尖在手机屏幕上的滑动却是二维的，哪一种方式更能锻炼孩子的动手能力不言而喻。

（3）影响思维想象能力：童年期的想象空间无限大，但直接从视频中看到的画面与听故事后想象的画面差距很大，无形中限制了孩子的想象空间与想象能力。所以在儿童教育中，亲子故事阅读仍旧非常重要。

（4）影响社交和沟通能力：沉迷于电子产品的成年人，在人群中往往寡言少语，孩子也是一样的。更何况，与电子产品相处时间过长，也会相应地减少孩子到户外、与同龄伙伴一起玩耍的时间与机会，长此以往会对孩子的社交和沟通能力造成影响。

（5）易受不良网络信息误导：许多家长对孩子玩手机睁一只眼、闭一只眼，与电子产品带来的强大安抚功能有着分不开的关系。但我们也必须正视，网络上的信息鱼龙混杂，劣质的内容或可对孩子的精神世界造成不良影响。

综上所述，我们可以看到视频终端对于儿童的影响不仅仅局限在视觉发育，更是对认知、思维以及心理健康有潜移默化的影响。所以家长们应当以身作则，在孩子面前不要时刻拿着手机、平板电脑，避免这种错误的引导。

12. 如何合理使用视频终端

为了远离视频终端综合征，我们首要的是要学会科学合理地使用视频终端设备。主要有以下几方面的建议：

（1）调节显示屏亮度，避免光线过强或过暗，适宜的视频终端亮度通常为 15 ~ 20cd/m^2（坎德拉 / 平方米），文件背景照度通常为 300 ~ 450lux（勒克斯）；

（2）调整显示器的高度，使眼睛、显示屏及文稿之间的距离大致相等，宜保持在 50 厘米以上，视线向下约 30 度，可让眼睛的肌肉处于相对松弛的状态；

（3）觉得眼睛干涩疲劳时，有意识地多眨眼睛，使眼泪均匀地分布在角膜、结膜表面；

（4）室内保持通风和一定的湿度，在条件允许的情况下安装加湿器或换气设备；

（5）合理安排用眼时间：建议遵循"20—20—20"法则，即每使用 20 分钟，向前远眺 6 米（20 英尺），持续 20 秒。或者"20—20"法则，即每使用 20 分钟，闭目仰头 20 秒。这样不仅能缓解眼睛疲劳，还能放松颈椎，一举两得。

13. 治疗上有哪些方法

长期受视频终端综合征困扰的患者往往"苦不堪言"，需要医生和患者的共同健康干预。

治疗方面：屈光不正未矫正视力或矫正视力不足者，由于视物不清，眼睛需要增强调节，从而导致眼肌长时间处于过度紧张状态，加重了眼疲劳症状。因此，如有确切的屈光问题，建议去正规机构由专业视光医生做全面的医学验光，以正确的方式及时矫正近视、远视、散光、老花等屈光问题，必要时配戴合适的眼镜。

药物治疗主要包括改善眼调节功能、缓解眼疲劳的药物和人工泪液，但在药物选择上应遵医嘱，切勿随意自行购买并滴用成分不明的滴眼液。非药物治疗包括物理熏蒸、热敷、雾视法等方法，可缓解眼部疲劳。

自我干预：主要依靠患者自身在用眼习惯、环境改善、饮食以及户外运动各方面加以注意。在工作和生活中，避免长时间使用视频终端设备，养成良好的用眼习惯，这是视频终端综合征自我行为干预的根本。用眼习惯上应强化眨眼意识，并注意定时休息，可远眺或者做眼保健操，使眼肌得以放松。环境改善方面可通过使用加湿器或者摆放绿色植物，来缓解空调使用造成的干燥环境。饮食上，宜清淡饮食，多吃谷类、豆类、水果、蔬菜等食品，增加维生素 A 的摄取。长时间在密闭环境办公或学习后，有条件的情况下建议多些户外运动。

14. 有"特效"的眼药水吗

患者：最好能配到一种"特效"眼药水，用个几天就药到病除，然后继续在电脑前"畅游"。

医生：NO!

患者：我自己买的"网红"抗疲劳眼药水，比医院配的舒服……

医生：NO!

目前确实有针对视疲劳的滴眼液，比如七叶洋地黄双苷滴眼液（施图伦）、维生素 B_{12} 滴眼液和消旋山莨菪碱滴眼液。施图伦能够激活视网膜色素上皮细胞色素酶，促进感光细胞功能的恢复，并能改善睫状肌的功能，使调节近点远移，从而缓解调节性视觉疲劳。维生素 B_{12} 滴眼液能够程度改善睫状肌调节力，增加调节灵敏度，减少调节滞后，从而达到治疗目的。

尽管如此，这些药物并非药到病除的"神药"，患者如果持续性高强度使用视频终端，滴再多的药水也于事无补。这些药物只能作为辅助性的手段，在合理休息的前提下，起到增强缓解眼部疲劳的作用。

此外，有些患者自行购买市面上号称有抗眼疲劳作用的眼药水，这些眼药水因为含有冰片、薄荷等成分，使用后非常清凉，可令眼睛感觉舒服，但实际上并没有从病因上解决问题，而且这些滴眼液成分复杂，建议不要轻易使用，以免适得其反。

15. 防蓝光眼镜能改善症状吗

近年来，防蓝光眼镜被大众所追捧，被大肆宣传能够预防近视、缓解眼疲劳。不少上班族在使用电脑时带上了防蓝光眼镜，觉得这样就可以高枕无忧了。

为了厘清这个问题，我们首先要对蓝光有一个正确的认识。蓝光确实有双面性，有益的一面是蓝光可以抑制褪黑素，调节人的昼夜节律。我们知道，每天充分暴露在户外阳光下能有效预防近视的发生、发展，而蓝光在其中也起到重要作用。有害的一面是长时间的蓝光照射可能对视网膜细胞产生一定的损伤。正因为如此，我们

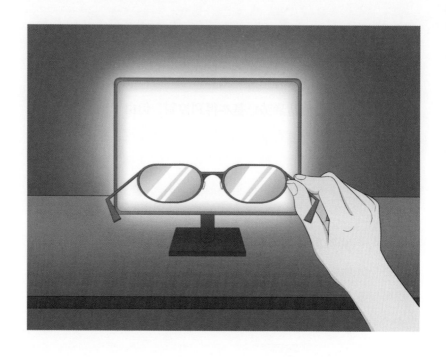

人类在长期的进化过程中，形成了自我保护机制（瞳孔缩小、眯眼、黄斑的叶黄素等），可以抵消蓝光对视网膜的损害。根据我国对于光生物安全的推荐标准，一般照明中的白光光源甚至富含蓝光成分，各类电子产品所含的蓝光危害值都在安全范围内。因此，没有必要对我们日常工作生活中接触到的蓝光闻之色变。

视频终端综合征产生，更重要的是视频终端使用时间和注视距离。也就是说，视频终端综合征的产生和蓝光没有直接的关系，这个"锅"不能让蓝光来背。而且，视频终端的蓝光强度也远远弱于户外自然光中的蓝光，因此，防蓝光眼镜对于视频终端综合征的防治意义不大。

16. 常态化抗疫时期，如何远离视频终端综合征

尽管目前国内疫情形势已基本得到控制，但由于输入性病例和小范围的本土病例仍时有发生，疫情风险依然存在，因此防疫仍不能松懈。在疫情防控常态化时期，"居家"和"线上"仍是一些群体的主旋律，看电视、电脑和手机的时间也大大增加。那么，该如何远离视频终端综合征呢？

（1）避免用眼过度仍是"主旋律"：培养新的兴趣爱好，把注意力和精力从视频终端产品中"解放"出来，可以适当地把电子阅读改为纸质阅读，把电子游戏改为桌上游戏。

（2）线上学习要适度：虽然目前学校常规开学，但家长为了避免孩子长时间与未知环境接触，把一些线下的辅导课程都换成了线上课程，孩子放学回家仍要面临高强度的线上学习。这种情况下，建议线上学习应在光照充足的房间进行，不能认为屏幕亮度足够了就可以忽略房间环境的光线亮度，要让电子设备的屏幕亮度与环境亮度相适应。在线上学习的时间把控上，低龄儿童建议每节课20分钟为宜；青少年阶段建议每节课30分钟为宜，课间可以通过做眼保健操或者到阳台上眺望远处物体的方式让眼睛得到休息。

（3）室内做好通风换气，保持自然通风或者机械通风。

（4）适量运动：视频终端使用期间注意间歇性休整，站起来活动一下躯干和四肢，在不影响邻居的前提下可在室内、阳台或院子里进行跳绳、拍球、踢毽子、室内健身操、瑜伽等空间需求较小的体育锻炼。

视频终端里的虚拟世界虽然精彩，但不可过度沉迷，期待疫情尽快过去，春暖花开时，我们能够毫无顾忌地享受外面"睛"彩的世界。

二、过敏性结膜炎：
不局限于眼睛

除了眼睛不舒服，部分患者伴有咳嗽、气喘

青少年频繁揉眼、眨眼多为此病，不要到药房乱买药

提倡早诊早治，必要时查清过敏原

洪佳旭

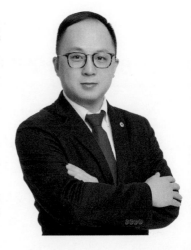

副主任医师、硕士生导师，哈佛大学医学院博士后，复旦大学眼科学博士。工信部国家新一代人工智能产业创新重点任务首席科学家，上海市东方学者特聘教授。国家健康医疗大数据西部中心（贵州）专家组成员、全国干眼康复学组副组长、全国智能眼科学组副组长兼常委，中华医学会变态反应分会鼻炎过敏学组委员。主要从事眼表疾病基础与临床研究。曾获中华医学科技奖二等奖，教育部高等院校优秀成果奖二等奖，上海市科技进步奖一等奖，上海市医学科技奖一等奖及上海市优秀发明金奖。

1. 什么是过敏性结膜炎

过敏性结膜炎是结膜对过敏原刺激产生超敏反应所引起的一类疾病，主要包括 I 型变态反应及 IV 型变态反应，其中以 I 型变态反应所致的过敏性结膜炎最常见。过敏性结膜炎通常分为五大类：季节性、常年性、春季卡他性、巨乳头性、特应性。其中与儿童有关的主要是常年性、季节性和春季卡他性这三种。

2. 红眼是不是过敏性结膜炎的表现

红眼是指因结膜血管扩张引起的眼部表现，很多眼部疾病都有可能导致"眼红"，例如干眼症、过敏性结膜炎、眼部感染、外伤等。当出现眼红并伴有分泌物增多、眼部不适（如眼痒，异物感，干涩）、视力下降等症状时，不应自行到药店购买药物点眼，而应该去医院就诊，由医生对眼红原因进行专业的判断及指导用药。

3. 眼睛痒就是过敏性结膜炎吗

过敏性结膜炎的典型症状为眼痒、异物感及结膜囊分泌物增多。多数过敏性结膜炎患者主诉眼痒，少数患者主诉异物感；过敏性结膜炎结膜囊分泌物以白色黏液性分泌物为主。儿童患者可表现为揉眼或频繁眨眼。

春秋两季是过敏性结膜炎的高发期，尤其是花开、柳絮泛滥、

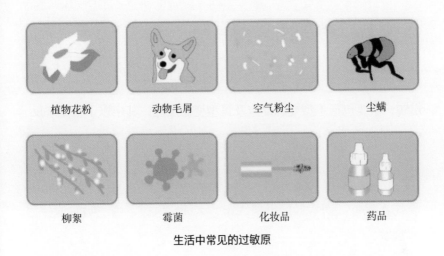

植物花粉	动物毛屑	空气粉尘	尘螨
柳絮	霉菌	化妆品	药品

生活中常见的过敏原

雾霾加重的季节。牛奶、鸡蛋、海鲜、坚果、花生、鱼类是常见的食源性过敏原。

4. 为什么除了眼睛不舒服，还会咳嗽、气喘

过敏体质的人群，与饮食、压力过重导致抵抗力变差、免疫功能不足有关。过敏人群除眼部不适，还有可能出现如下症状：呼吸系统出现鼻炎、气喘、咳嗽症状；皮肤出现风疹、湿疹、血管水肿、红斑、瘙痒现象；消化系统则可能产生腹痛、恶心、呕吐、腹泻、消化道出血、口咽部瘙痒有异物感等不适。

过敏性结膜炎患者在生活中可密切关注自身有无以上症状，如还有其他器官的过敏，也应立即查找过敏原，并至相关科室及时就诊。

5. 查找过敏原是要抽血吗

"抽血"（采血）是查找过敏原的方法之一，其他还有点刺、敷贴等方法。

（1）酶免疫法：对患者血清、血浆中的过敏原进行定性定量检测；

（2）点刺检查过敏原：是一种特殊的皮内实验，将疑似过敏原注入皮下，如果局部出现红斑、水肿、风团，则说明对这种物质过敏；

（3）斑贴试验：将疑似过敏原敷贴在皮肤上，通过皮肤或黏膜进入机体后使特异性 T 淋巴细胞活化，诱发炎症反应，通过皮肤对接触物的反应判断是否对这种物质过敏。

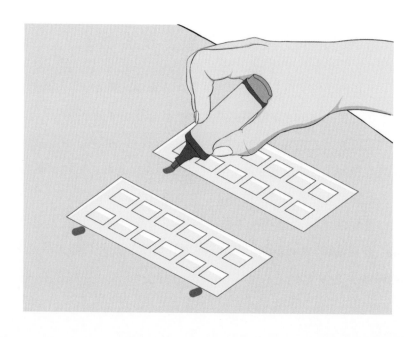

6. 过敏性结膜炎会传染吗

过敏性结膜炎不传染。

过敏性结膜炎主要是由于过敏所引起的，可能是急性接触性过敏，也有可能是季节性或者常年性过敏。如果是急性接触性过敏，与近期使用过的物品或者服用的药物、食物有关系，但未必是由于他人传染形成，而且也不会传染给他人。

常年性和季节性的过敏主要是由于花粉、粉尘或者家里的灰尘、尘螨所引起的过敏，症状相对比较轻，但是持续的时间会比较长，也不会发生传染的现象，患者可以正常与他人交流，不需要隔离。

7. 过敏性结膜炎会影响视力吗

过敏性结膜炎一般不影响视力，但长期反复发作，或随着病程进展，会导致角膜上皮缺损，进而发展成为角膜溃疡。

严重的过敏性结膜炎常伴有角膜缘胶冻样结节、巨大乳头增生，如反复发作，未规律治疗，久治不愈，胶冻样结节会导致角膜形态不规则，引起散光；而巨大乳头增生在瞬目时反复摩擦角膜，可导致角膜上皮缺损、角膜溃疡，最终导致不可逆的视力损害。

对于伴有难以愈合的角膜上皮缺损或溃疡的过敏性结膜炎，根据严重程度和性质，可考虑绷带镜、羊膜覆盖或其他手术治疗。

8. 可以到药房买什么药来治吗

患者：眼睛痒，买什么眼药水好？

医生：先别着急用药。要明确病因，如果确是过敏性结膜炎，有时可以不用药。

由于过敏性结膜炎是接触过敏原引起的 Ⅰ 型和 Ⅳ 型超敏反应，最重要的是能确定并立即避免接触过敏原，这样即使不用药物，症状也可很快缓解。切勿病急乱用药，随意到药房购买抗生素或其他眼药水进行治疗。

9. 如果去医院，医生会开什么药

药物治疗主要目的是缓解症状。症状轻微的可以局部点人工泪液来冲洗和稀释过敏原，如果还不能缓解，就需要进一步在医生指导下进行药物治疗了。

（1）抗组胺药：抗组胺药局部点眼仅可治疗轻中度过敏性结膜炎。严重或频发者可联合口服抗组胺药，但起效较慢，对于已经发作的过敏性结膜炎疗效欠佳。

使用口服抗组胺药可能会加重干眼症患者的症状，进一步加重眼部不适，须加以注意。

（2）肥大细胞稳定剂：肥大细胞稳定剂局部点眼仅可有效减轻

Ⅰ型超敏反应中肥大细胞的脱颗粒反应，从而减缓后续嗜酸性粒细胞、中性粒细胞和单核细胞的激活和聚集。

此过程需 3~5 天才能达到最佳效果，因此仅适用于过敏性结膜炎患者发作间期的病情控制。

（3）抗组胺药及肥大细胞稳定剂双效药物：这是治疗过敏性结膜炎的首选基础药物，可同时起到稳定肥大细胞胞膜和拮抗组胺的双重作用，局部点眼对于急性发作期的炎性反应和间歇期的炎性反应活化均有较好的控制作用。此外，临床研究结果证实其既可以缓解症状，又具有良好的耐受度。

对于急性期患者推荐使用该类药物。

（4）糖皮质激素药物：糖皮质激素药物局部点眼能有效抑制多种免疫细胞的活化和炎性反应介质的释放，适用于严重过敏性结膜炎和病情反复迁延的患者。

使用时间不宜过长，应注意随访观察，以免引起白内障、青光眼、真菌感染及角膜上皮愈合延迟等并发症。

（5）免疫抑制剂：免疫抑制剂如环孢素 A、他克莫司局部点眼，具有抑制多种炎性反应介质的作用，并可抑制由肥大细胞和 T 淋巴细胞介导的结膜过敏性炎性反应。

对于重度过敏性结膜炎，尤其不耐受糖皮质激素药物的患者，可考虑使用该类药物的眼用制剂。

（6）其他药物：人工泪液可稀释结膜囊内的过敏原，润滑眼表，缓解患者症状。缩血管药物局部点眼可收缩血管，降低毛细血管通透性，减轻眼红、水肿和分泌物增多症状，但不能阻止炎性反应和缓解眼痒，不建议常规使用。非甾体抗炎药（NSAIDs）局部点眼可抑制 I 型超敏反应中前列腺素的产生，适用于部分轻度的季节性过敏性结膜炎，对于急性过敏性结膜炎疗效有限。

10. 过敏性结膜炎为何会反复发作

过敏性结膜炎是因为眼睛结膜组织接触了某种或多种过敏原所致，脱离过敏原后症状缓解或消失。但多数患者并不能查出确切的过敏原，而很多查出的常见过敏原如花粉、尘土以及螨虫等，在生活中几乎无处不在，难以完全避免，从而使过敏性结膜炎反复发作，不易彻底治愈。另外，目前药物治疗的主要目的是缓解症状，停药后如果继续接触过敏原仍可复发，导致过敏性结膜炎久治不愈。

11. 怎样预防过敏性结膜炎

（1）保持居住环境通风，减少接触过敏原：改善生活环境，打扫室内卫生，减少灰尘，注意室内通风，勤换床单、枕巾。过敏性结膜炎患者通常接触过敏原就会反复发作，在生活中要留意对什么过敏，尽量避免接触过敏原；

（2）少去花草多的地方：对室外抗原如花粉过敏者，在花粉多的季节尽量减少到户外活动或使用护目镜。很多家庭都会在室内放些盆栽美化环境，但开花植物会有花粉播散，如对花粉过敏，应尽量避免将盆栽放在室内；

（3）少接触有毛的东西：如对动物体毛过敏的，不建议饲养宠物，使过敏原的影响减轻。毛毯、猫、狗、兔子等，不仅藏匿着螨虫，也是细菌、病毒等容易滋生的地方；

（4）注意用眼卫生，避免接触感染：患过敏性结膜炎，眼睛会红肿、发痒，越揉症状会越严重，还容易造成细菌感染。尤其对于儿童患者，家长需要提醒孩子不能揉眼睛。此外，孩子用过的毛巾、手帕、被褥也要常洗常晒；

（5）少看电视，少玩电子游戏：视频终端会刺激孩子的眼睛，容易加重眼干、眼红、眼痒的症状。家长们要限制孩子使用电子产品的时间；

（6）锻炼身体，增强体质，规律生活作息，注意健康合宜的饮食，这些都能使身体对抗过敏发作的潜能提高，减少、减缓过敏发作。

常年患过敏性结膜炎的患者，特别是季节过敏性结膜炎患者，在春夏季来临前用一些肥大细胞稳定剂滴眼液，如色甘酸钠等，可以起到预防的作用。

12. 发作期间还能戴隐形眼镜吗

隐形眼镜不仅不利于过敏性结膜炎的恢复，还可能会加重病情。发作期间是不能戴的，如果近视，尽量配戴框架眼镜，等炎症完全控制之后再戴。

隐形眼镜首先可能会引起机械性刺激诱发睑结膜炎性增生性病变，导致巨乳头性结膜炎；其次会使角膜处于长期缺氧状态，导致不适症状和病情加重；而护理液和隐形眼镜的材料都有可能会加重过敏反应，更不利于过敏性结膜炎的恢复。

13. 发作时有什么家庭紧急处理措施

如果突发过敏，眼睛水肿明显，奇痒难忍，家中一时又没有药物，为缓解症状，减轻异物感及眼痒的痛苦，可用冷水或冰水冷敷双眼，或使用生理盐水冲洗眼睛结膜囊，能够起到减轻眼睛肿胀和眼痒的双重效果。

14. 给儿童点药时要注意什么

给孩子点药，首先应消除其恐惧感，取得合作；尽可能在光线充足的地方操作；把修剪指甲干净，并洗手（点后也需洗手）。

很重要的一点是，当需要点多种眼液前，要查对药名是否正确，查看眼药水是否有变色、变浑、絮状物或其他污浊物，有的眼药是混悬液，点之前需要摇匀。

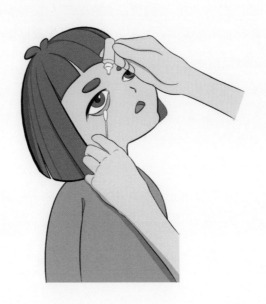

具体操作方法：

（1）孩子取仰卧位或坐位，头略后仰，眼向上看；

（2）用左手拇指或棉签轻轻拉开患儿下睑，暴露下结膜囊；

（3）右手持药瓶将眼药水滴入结膜囊内，再将上睑稍提起后轻合上，使整个结膜囊内充盈眼药水；

（4）嘱咐孩子尽量不要眨眼，用一个手指轻轻按压鼻侧眼角1~2分钟，然后用干净的纸巾将多余的药液擦去。

15. 眼药水的使用有什么注意事项

（1）间隔时间：如果点两种以上的眼药，需要间隔 5 ~ 10 分钟；否则后一种眼药水会把之前的冲出去，影响吸收效果；

（2）间隔距离：药瓶口距眼应保持 1 厘米以上，不要直接接触睫毛或角膜；

（3）专人专用：眼药水及眼药膏要专人专用，不能交叉使用，以免交叉感染；

（4）保存：一般眼药水的保质期根据产品不同而各异，不开封可以一直存放至保质期限，如果开封后，存放时间与保存方式（如温度、放置地点、使用方式等）有关。建议 4 周内用完，最好避光、冰箱保存，对特殊使用的药物通常医师会提醒注意事项。

三、眼睛的"面膜"干了：

干眼症

大多是用眼过度引起的视疲劳所致，

适当休息有助于缓解

远眺或者多眨眼，有助于改善眼睛干涩感

人工泪液，分为药水及药膏两种

干眼症治疗包括药物、物理治疗及手术

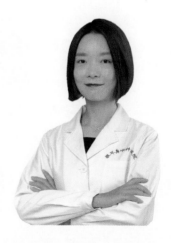

程静怡

复旦大学眼科学博士，复旦大学附属眼耳鼻喉科医院眼科医师，从事眼表角膜病、泪道疾病、青光眼的临床与基础研究，以第一作者发表 SCI 论文 7 篇，曾获上海市优秀住院医师等荣誉，作为主要完成人之一获国家科技进步奖二等奖。

1. 为什么会发生干眼症

眼睛是人体含水量最高的器官，含水量高达 99%。覆盖在我们眼球最外面的是泪膜，就如同眼睛的面膜，平铺在眼球表面，维持整个眼球的湿润，防止蒸发过度。而泪膜出现问题也就是我们干眼症起病的原因。

干眼症或称角结膜干燥症（KCS），是因各种原因引起泪液质或量异常的导致泪膜不稳定及眼表异常，并伴有眼部不适症状的一类疾病，并可能为生活带来很多困扰。最新的干眼定义（DEWS Ⅱ）：是以泪膜的稳态失衡为主要特征并伴有眼部不适症状的多因素眼表疾病，泪膜不稳定、泪液渗透压升高、眼表炎症反应和损伤、神经异常是其主要病理生理机制。

需要指出的是，眼睛干涩是一种症状，部分眼干是一过性的，大多是用眼过度引起的视疲劳所致，适当休息就可以恢复，尤其是没有眼表的不可逆的损害，也没有引起干眼症的局部和全身性原因。

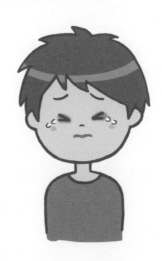

干眼症在医学上不单是一种症状，当出现体征，或合并全身免疫性疾病时则是一种疾病。常见的临床表现是眼部干涩、异物感，其他症状有灼伤感、痒感、畏光、红痛、视物模糊、易疲劳、黏丝状分泌物、伴有眼表上皮损伤等。

2. 干眼症分几类

泪膜一共分为三层，由内而外分别是黏蛋白层、水液层和脂质层。黏蛋白层又结膜杯状细胞分泌，就像铆钉一样将表面的水抓住，水液层由泪腺分泌，脂质层由睑板腺分泌，就像是一层油膜，盖在水液层之上，可防止水液蒸发过快。

干眼症主要有五类：水液缺乏型干眼症、蒸发过强型干眼症，黏蛋白缺乏型干眼症、泪液动力学异常型干眼症、混合型干眼症。

（1）蒸发过强型：这种类型的干眼症主要由于脂质层的异常（质或量的异常）而引起，如睑板腺功能障碍、睑腺炎、睑缘炎等，眼睑的缺损或异常引起蒸发增加等，视频终端综合征患者瞬目次数减少，蒸发多；睑裂大，暴露多，也可归为这一类干眼症。

（2）水液缺乏型：水液性泪液生成不足而引起如 Sjögren 综合征，许多全身性因素引起此类干眼症。水液性泪液质的异常也导致泪膜不稳定，引起干眼症。

（3）黏蛋白缺乏型：主要为眼表上皮细胞受损而引起，包括眼表的化学伤、热烧伤角膜缘功能障碍。在化学伤中，一些患者的泪液量正常，如 Schirmer 试验在 20 毫米以上，但这些患者仍发生角膜上皮的问题，主要是由于黏蛋白缺乏引起的。

（4）泪液动力学异常型：由泪液的动力学异常引起，包括瞬目异常泪液排出延缓、结膜松弛引起的眼表炎症而导致动力学异常等。

（5）混合型：是最常见的干眼类型，为以上两种或两种以上原因所引起的干眼。

3. 干眼症是用眼过度或环境干燥引起的吗

了解干眼症的危险因素对于预防干眼症发生发展具有重要作用。常见的诱发因素包括：

（1）用眼过度，长时间看书、电脑办公、汽车驾驶等，由于用眼疲劳及眨眼次数过少，诱发眼干、眼涩症状。

用眼每隔1小时，就休息5分钟，可以远眺或者多眨眼，有助于改善眼睛干涩感。

（2）环境干燥：空气污染、烟雾、高温环境工作、长时间处在空调或暖气环境下，泪液很容易蒸发，出现眼干、眼涩。

配个加湿器、平时多喝水有益于改善眼干。

（3）隐形眼镜：配戴隐形眼镜时间过长，配戴方式不对，都会引起眼部不适。

长时间看书、工作、用电脑时，可尽量配戴框架眼镜。

（4）其他：睡眠不足、精神紧张、年龄大者得干眼症概率也会加大。

平时可以多热敷眼部，促进局部血液循环。

干眼最常见的病因是由于睑板腺功能异常，导致油脂分泌的质或量出现问题。造成睑板腺出现问题的原因包括化妆、双眼皮手术、文眼线、长时间用眼过度、年龄的增长以及不完全眨眼。

4. 哪些人容易发生干眼症

每天使用手机、电脑3小时以上的人；老年人，特别是老年女性、糖尿病患者；用眼过度的学生、配戴隐形眼镜的近视眼患者；孕妇、绝经期女性，是干眼症的高发人群。

干眼症已成为影响人们生活质量的一类常见眼表疾病。目前世界范围内发病率在5%～35%，新加坡的调查证实，每天在电脑前工作3小时以上的人群中，90%的人都患有干眼症；而在未来5年中，干眼症人数还将以每年10%以上的速度上升，其中女性高于男性，老年人高于青年人，亚洲人高于其他人种。近年来，干眼症在我国的发病率逐渐上升，为21%～30%，与亚洲其他国家类似。干眼症在世界范围内影响成千上万的人，呈逐年增加，患者有年轻化的趋势。

老年人，特别是老年女性，分泌泪液的腺体功能随着年龄增长呈现逐步下降趋势，当泪液的产生赶不上泪液的流出速度的时候，患者就会出现眼干。在另一方面，正常人泪液的表面有一层油脂，主要是眼睑的一种特殊皮脂腺（睑板腺）分泌的，它的作用是降低泪液的挥发速度。老年人睑板腺功能老化后使脂质分泌减少，从而加速泪液蒸发，这是所谓的泪液质量下降。有些老年患者可能同时有糖尿病或者长时间看手机、电视的习惯，这些都会进一步加重眼干。

此外，已经怀孕和绝经期的妇女因体内激素水平的变化，干眼症也会更为显著。用眼过度的学生、使用隐形眼镜的近视眼患者、开车族等的发病率也会增加。

一些全身疾病如干燥综合征、关节炎、糖尿病等，使泪腺不能产生足够的泪液，可引发干眼症。

5. 眼睛干就是干眼症吗

目前，国际上干眼症的诊断尚无统一标准，主要表现为眼不适症状，当眼睛出现干燥无泪时，还会出现视物模糊、疲劳、眼痒、眼痛、眼胀、迎风流泪和畏光等症状。部分患者会有黏稠白色的丝状分泌物。

诊断干眼症，需要结合临床体征、泪液指标检查，以及检查是否合并有全身疾病。体征主要包括结膜血管扩张，球结膜失去光泽，增厚、水肿、皱褶，泪河变窄或中断，有时下穹隆可见微黄色黏丝状分泌物，睑裂区角膜上皮不同程度点状脱落。患者除了上述表现外，还会反复发生睑板腺囊肿，睑缘血管扩张，睑板腺开口变形或出现分泌物、脂栓，当睑板腺反复炎症发作时，腺体大部分萎缩。

6. 视疲劳与干眼症是同一类疾病吗

视疲劳也会有眼干、眼涩、眼酸胀，视物模糊甚至视力下降等症状，会影响到工作与生活。眼疲劳主要是由于人们平时全神贯注看电视、电脑或手机等电子产品屏幕时，眼睛眨眼次数减少，造成眼泪分泌相应减少，同时闪烁荧屏强烈刺激眼睛而引起的。常见的原因包括：

（1）当有远视、近视、散光、老花眼等屈光异常时，看远看近时眼睛都需要动用很大的调节力，使眼睛过分劳累；

（2）近视未得到矫正时，由于阅读距离太近而引起过度集合。如此发生恶性循环，以致产生眼疲劳。散光时，成像无法在一个点上的时候就需要使用眼内睫状肌的调节作用，来不断地变换焦点，过度地运用调节，睫状肌的疲惫会导致相应的神经疼痛；

（3）患有眼部疾病，如角膜云翳、晶状体混浊等引起的视物不清，也易引起视疲劳；

（4）两眼瞳距较大等眼部存在发育异常时，两眼集合困难，易产生视疲劳；

（5）一些体质及生活因素，比如缺乏锻炼、营养不良、经常失眠、烟酒过度、不注意用眼卫生等，均容易发生视疲劳；

（6）40岁以上的人，眼睛开始老化，但又未及时配老花镜，容易发生视疲劳；

（7）工作或学习场所照明不足可以造成眼睛紧张和过多使用调节力。

视疲劳与干眼症的区别主要在于，干眼症存在泪膜质和量的异常，而出现眼表异常。在治疗视疲劳时，主要是对因治疗，消除引起视疲劳的原因。

7. 诊断干眼症要做什么检查

主要是泪液指标检查，泪液渗透压、泪液乳铁蛋白测定、泪液蕨类试验、虎红染色、丽丝胺绿染色、泪液溶菌酶含量、活检及印迹细胞学检查等也可用于干眼症的检查及评估。

泪液指标检查最常用的是泪液分泌测试及泪膜破解时间。

泪液分泌试验是用特制的滤纸条夹在下眼睑的中外1/3处，闭眼，夹5分钟，滤纸条被泪液沾湿后会变颜色。测量滤纸条被泪液沾湿的长度。可以得到泪液的分泌量。测量前可以先用麻醉剂，则测量出所谓的基础分泌量，否则是测量的基础分泌量加上反射分泌量。正常为10~15毫米，<10毫米为低分泌，<5毫米为干眼。

泪膜破裂时间检查时，用沾有荧光素滤纸条点下眼睑的结膜囊，在裂隙灯下用钴蓝光看角膜表面，从最后一次瞬目开始计时，到角膜表面绿色的荧光素薄膜出现第一个黑色的破裂为止。正常为

10～45 秒，＜ 10 秒为泪膜不稳定，适合作为干眼症初筛。

8. 干眼症会影响视力吗

干眼症的影响主要有几方面，首先是患者经常会觉得眼干不适，甚至影响工作生活。其次，干眼症会导致患者视力波动，这主要是泪膜不稳定所致，就像玻璃表面如果很毛糙，看东西就会不清晰。最后，患者还会出现眼睛发红，影响外观。

从干眼症导致的实质性损害来说，一方面，导致泪膜功能不稳定，眼睛表面由于缺乏泪水清洁，患者更容易出现眼表感染性疾病，如睑缘炎、结膜炎及角膜炎等。另一方面，可直接导致角膜上皮细胞损伤、脱落，角膜上皮损伤严重的患者可出现严重畏光、流泪等眼部刺激症状，重症干眼症患者甚至可出现角膜溃疡、角膜穿孔等致盲性眼病。

9. 为什么眼药水越点眼睛越干

很多干眼症患者喜欢自行使用消炎眼药水或者一些非处方滴眼液，效果甚为有限，甚至可能眼睛越点越干。

这是因为一些使眼睛感到清凉的眼药水其实里面往往添加了收缩血管的药物，虽然滴完一时眼睛很舒服，但治标不治本，用多了还会产生依赖性，一旦停药，可引起结膜反射性充血，甚至会导致角膜损伤。大家应当明白，干眼症作为一种常见的症状和疾病，虽有多种治疗方法，但重要的是在专业眼科医生指导下进行选择。

10. 患者在生活中需要注意什么

平时应规律作息，减少用眼，避免用手揉眼；保持环境湿润，避免空调、电扇直吹，可以用加湿器；如怀疑螨虫感染，要勤洗晒；保持眼部卫生，有分泌物及时擦干净，可在医师指导下用茶树精油等清洗。

还有一些饮食方面的注意事项：

（1）清淡饮食，日常注意饮食清淡，避免食用脂肪含量过高食物，如肥肉、高热量蛋糕、巧克力等。患者过多食用肥腻食物，不利于睑板腺炎症控制和治疗。

（2）注意营养均衡，如蛋白质、维生素以及碳水化合物等营养元素均可摄入，不挑食、偏食，推荐食用含维生素 A 丰富食物，如胡萝卜等，水果可以选用蓝莓，对日常眼部保健有帮助。

（3）避免辛辣刺激性食物，如辣椒、大蒜、葱等，以免加重内热，同时可以适当多食芹菜、香蕉等膳食纤维丰富食物，以促进肠道蠕动，改善便秘。

11. 戴隐形眼镜会加重干眼症状吗

隐形眼镜配戴者患干眼症的概率是非戴镜者的 12 倍，是配戴框架眼镜者的 5 倍。

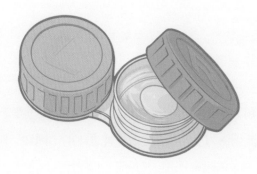

　　这是由于配戴隐形眼镜后，除了角膜表面，眼镜正反表面也需要泪膜覆盖，加大了对泪液量的需求。除此以外，泪膜的脂质层会被破坏，泪液失去了脂质层的保护，就会蒸发过强，出现眼干。同时，由于目前多数佩戴者使用的是软性亲水性隐形眼镜，镜片材料本身具有吸水性，因此很容易产生眼干的症状。而秋季干燥的天气，加速了泪液的蒸发，使干眼症患病概率增加。

　　稳定的泪膜可起到保护角膜的作用，而当没有足够质和量的泪膜时，就无法起到作用，最终导致镜片直接与角膜接触，引起角膜损伤。早期的干眼症患者并不一定感觉到"眼干"，而是出现其他非特异性症状，如常有异物感、畏光、迎风流泪等。这时，角膜已如干裂的皮肤，受到损伤。在以上症状持续一两周以上，则会出现干燥感、眼痛、视力模糊或波动等不适，严重者可引起视力明显下降，如遇配戴隐形眼镜不当等卫生问题，可能引发炎症感染等。

12. 戴隐形眼镜后出现了干眼症状应该怎么办

建议及时就医，让医生检查一下，角膜是否已经受损，同时建议停戴角膜接触镜。

（1）使用人工泪液，比如玻璃酸钠、羧甲基纤维素、丙烯酸树脂乳液（卡波姆），但不建议使用各种进口的"网红"眼药水；

（2）减少配戴隐形眼镜的时间，如果出现异物感、眼红，要果断去除镜片；

（3）增加有效眨眼，缓解泪眼的蒸发；

（4）选择含水量低、锁水性强的硅水凝胶镜片，防止泪液被大量蒸发。同时缩短镜片的更换周期，注意隐形眼镜清洁，减少镜片上的污渍对泪膜的影响。并可使用具有锁水功能的多功能护理液来进行镜片的护理，从而进一步提高镜片锁水的能力，防止泪液蒸发。

13. 哪种人工泪液效果比较好

目前市面上的人工泪液，分为药水及药膏两种，药水型的人工泪液使用方便、作用快，可在眼球干涩的时候直接补充眼球所需要的水分，不过其水分蒸发的也较快，症状严重的患者就会需要频密地补充。

药膏状的人工泪液黏稠度较高，可较长时间留存于眼内，缓慢转换成水溶液的形式保持眼睛湿润，不过也因为眼内留存较长，

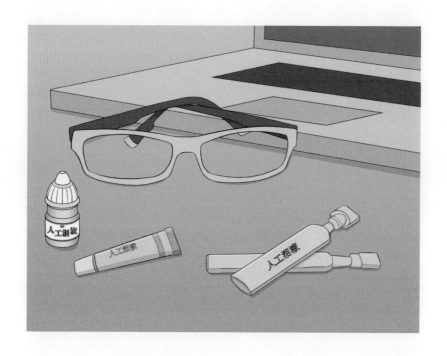

往往会造成短暂的视力模糊的问题，尤其是含油脂成分较多的药膏，所以一般建议是在眼睛有 5 ~ 10 分钟可以休息、无须用眼时使用。

人工泪液部分含有保存剂（与传统的防腐剂成分不同），部分不含防腐剂，选择衡量的标准主要在于选择不同的成分、附加的保护或治疗作用以及个人使用的舒适度等。

当需要使用人工泪液的频率较高时（每两小时多于一次），就最好使用不含保存剂的人工泪液，可选择单支包装，当天使用的剂型。

14. 人工泪液之外，还有什么治疗措施

补充人工泪液是干眼症最基本的治疗。没有一种滴眼液适用于所有的干眼症患者，要经过多次尝试后，选择最适宜的人工泪液。如果夜间或晨起感觉眼干，可以睡前使用眼膏剂型的人工泪液。此外，还可以采取其他治疗措施。

（1）抗炎药物：局部抗炎药物可以抑制眼表的炎症介质释放，但并非大家所认为的抗生素滴眼液如左氧氟沙星滴眼液，而是非甾体抗炎药、激素类或者免疫抑制类滴眼液。目前使用的抗炎滴眼液有皮质类固醇、环孢素 A、他克莫司等。

（2）物理治疗：干眼症的物理治疗是近年的一个治疗热点，熏蒸治疗、睑板腺按摩、热动力治疗及脉冲光治疗等，其核心就是用物理的方式促进血液循环，减轻炎症，促使泪液分泌。平时可使用40℃热毛巾或蒸汽眼罩热敷眼部、眼周按摩、脉冲光刺激眼睑等，有助于改善泪液分泌。

（3）手术治疗：对于一些有指征的患者，比如泪液分泌量低的，也可以给予泪小点栓塞术，阻塞泪液流出通道以增加泪液在眼表面停留更长的时间。

（4）一般认为，全身疾病如干燥综合征引起的干眼症患者可能需要加用口服药物辅助内科治疗。口服不饱和脂肪酸可能对干眼有一定帮助，但应排除高血脂、肝肾功能不全等疾病。

无论何种治疗，首先都需全面综合查找病因，由医生诊断干眼症类型，从而给予对因治疗，或多种方法联合治疗。

四、常见的"长针眼"：
麦粒肿

肿痛是否厉害和长麦粒肿的部位有关

一般能自愈，如果眼球也痛了，可能是疾病加重了

麦粒肿不会传染

邵春益

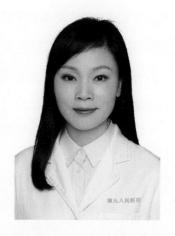

上海交通大学医学院附属第九人民医院眼科副主任医师，上海交通大学医学院博士，美国哈佛大学医学院麻省眼耳医院博士后，上海市医学会眼科分会青年委员，中国医药教育协会医疗器械管理眼科分会委员，上海优秀青年医师，入选上海市浦江人才计划。从事眼睑眼表角膜疾病诊疗多年，具有丰富的经验。

1. 眼睑怎么突然又红又肿

如果眼睑突然红肿疼痛，这可能就是麦粒肿了。麦粒肿俗称"长针眼"，是一种比较普遍的疾病，在医学上的专业名字叫做睑腺炎，是一种眼睑腺体的急性、疼痛性、化脓性、结节性、自限性炎症病变。麦粒肿通常可以自愈，病程一般 1~2 周。

2. 麦粒肿是怎么形成的

主要是由葡萄球菌感染引起的。

眼睑上的皮脂腺分泌的脂质具有抗菌效果，可以预防细菌生长；汗腺可以分泌免疫球蛋白 A、黏蛋白 1、溶酶体，这些物质是眼睛免疫防御细菌的重要基础。一旦这些腺体被堵塞了，眼睛的防御系统就被破坏了。

此时金黄色葡萄球菌就乘虚而入，引起感染，人体为了控制感染，免疫系统会调集白细胞来消灭细菌，于是眼睑脓肿形成了。

3. 为什么肿得很厉害却不太痛

麦粒肿可以分为外部麦粒肿和内部麦粒肿。外部麦粒肿（外睑腺炎）主要累及皮脂腺（Zeis 腺）或汗腺（Moll 腺），位于眼睑前层，肿胀范围小而表浅。主要发生在抵抗能力较差、伴随有不良的卫生习惯（用脏手擦眼、揉眼等行为）的人群中。

内部麦粒肿（内睑腺炎）主要是由于睑板腺（Meibomian 腺）受到阻塞并且发生感染，容易形成较大的肿胀区。但是如果肿胀程度过大，会增加与眼球的摩擦，从而造成眼部不适。

无论内部还是外部的麦粒肿都会出现红肿、胀痛等症状，但是相对于内部的麦粒肿来说，外部的麦粒肿疼痛感和不适感要弱很多。因为外部的麦粒肿比较小而且不会直接与眼球摩擦，分泌物比较少，引起的感染组织面积小，所以疼痛感不会太强。

4.诊断麦粒肿需要特殊检查吗

一般不需要特殊检查，如果内麦粒肿压迫角膜，引起角膜刺激症状时，需要用荧光素钠染色，观察角膜上皮是否脱落。如果并发眶蜂窝织炎时，需要验血常规，C 反应蛋白，眼眶 CT 等检查，明确诊断及判断严重程度。

5.麦粒肿的病程是什么样的

麦粒肿会有典型的急性炎症表现：眼睑红、肿、热、痛。外睑腺炎的炎症反应主要集中在睫毛根部附近的睑缘处。患者在起病初期时，炎症红肿范围较为弥散，重者整个眼睑红肿，疼痛明显，但在触诊时可发现明确的压痛点，即麦粒肿真正的位置。

随着麦粒肿逐渐成熟，眼睑红肿会局限，最后局限到压痛点最明显的地方形成包块，当有波动感时，即麦粒肿成熟了，需要切开排脓。若未进行切开排脓，病灶中心可形成黄白脓点，自行破溃出脓。之后炎症明显减轻并逐渐消退。位于外侧的麦粒肿疼痛更明显，可伴有结膜水肿。

同侧耳前淋巴结可有肿大及压痛。内睑腺炎受睑板限制，肿胀范围较局限，同样有硬结、疼痛和压痛等症状，也可自行破溃。

6. 感觉眼球也痛了，是不是很严重

麦粒肿一般不会引起眼睛疼痛。如果出现眼球运动疼痛，眶周红肿，提示眶蜂窝织炎，常见于抵抗力较低下的儿童、老年人以及患有糖尿病等慢性系统性消耗性疾病患者。

此时，患者整个眼睑红肿，波及同侧颜面部。患者眼睑睁开困难，触之坚硬，压痛明显，球结膜反应性水肿剧烈，多伴有发热等全身中毒症状。

此时如果处理不及时，可能引起败血症或海绵窦血栓形成而危及生命，需要很及时激进的治疗来控制感染。

7. 麦粒肿会引起视力下降吗

麦粒肿一般不会引起视力下降，但如果内麦粒肿较大，压迫角膜，或导致角膜上皮脱落时，可能会引起轻度视力下降。一旦麦粒肿解除，视力会恢复到正常。如果麦粒肿发展为眶蜂窝织炎，可能引起视力下降。

8. 得了麦粒肿会发热吗

麦粒肿一般不伴随全身症状。但是当轻型麦粒肿患者本身免疫力低下，未能有效控制感染，则会发展为重型麦粒肿。患麦粒肿早期挤压或用未消毒的针挑及过早切开，会导致炎症的扩散，轻者引起眶蜂窝织炎，重者可能导致海绵窦血栓形成、败血症，此时患者会出现畏寒、发热等的全身症状。

9. 麦粒肿的常见原因有哪些

大部分麦粒肿都是由葡萄球菌感染引发的，其中由金黄色葡萄球菌引发的感染最多见。一般情况下人体的表面会存在大量的共生细菌，当人体免疫力比较强时，这些细菌并不敢"造次"。但是如果人体睡眠不足、营养不良或者患有糖尿病等，就会出现免疫力低下的情况，眼睑的防御能力会持续下降，进而难以抵抗细菌的侵袭。细菌侵入，引起麦粒肿。

如果本身患有沙眼、结膜炎或者睑缘炎等疾病时，没有进行及时的矫正和治疗也会导致麦粒肿。

除此以外，如果生活中不注意个人卫生，用不干净的手揉眼睛，用受污染的毛巾、纸巾、湿巾等擦眼睛，平时喜欢吃一些辛辣或者油腻性的食物，经常抽烟喝酒等也会导致麦粒肿的出现。

经常戴隐形眼镜，尤其每天戴超过 10 小时，又没有注意保持镜片的清洁，就会使眼睛非常容易受到细菌侵袭，造成麦粒肿的反复发作。

10. 麦粒肿会传染吗

麦粒肿不会传染，但还是建议生活中注意不要使用共用的脸盆、毛巾等日用品，既保证了自己眼部清洁，也避免将眼部细菌带给他人。

11. 麦粒肿与霰粒肿有什么区别

麦粒肿和霰粒肿的区别要点在于：麦粒肿有红肿痛等急性炎症病史，包块切开后是脓性分泌物；而睑板腺囊肿是慢性无痛性结节，切开后是肉芽组织，含有包囊。

内麦粒肿常被误认为是霰粒肿，后者又称睑板腺囊肿。睑板腺囊肿是多见于青少年或中年人的一种特发的慢性的非化脓性炎症。由于睑板腺堵塞，脂类物质堆积形成包块，通常包块边界清，无红肿痛等，包块一般较圆，有纤维结缔组织包裹，囊内含有睑板腺分泌物以及慢性炎性细胞等肉芽肿样物质，而非脓性液体。切开后可用刮匙将分泌物刮干净，然后要将囊膜一起分离切除，防止复发。

睑板腺囊肿可能与皮脂腺和汗腺分泌功能旺盛或维生素 A 缺乏有关，维生素 A 缺乏导致睑板腺开口干燥角化，导致开口堵塞，腺体分泌物无法排出后形成无菌性慢性肉芽肿。长期的、复发的、中年或老年人的睑板腺囊肿必须进行病理检查，以排除恶性病变。

当睑板腺囊肿继发细菌感染时，也会出现红肿痛，即形成内麦粒肿。当麦粒肿长时间不愈，机化包裹后，也可能形成睑板腺囊肿。

12. 用温水敷能消散麦粒肿吗

大多数麦粒肿可以在没有任何治疗的情况下，自发排脓好转。

一般医生会建议患者每天用温毛巾湿敷麦粒肿，温度40℃左右，每天两次，每次10分钟，有助于软化硬结，促进脓液排出。用婴儿无泪配方洗发水清洗睑缘，有助于清除睑板腺开口堵塞物，促进脓液排出。注意，不能用热水袋代替湿热敷，尤其是对患儿，温湿毛巾严格控制在40℃左右，防止烫伤娇嫩的皮肤。

如果病灶持续，或较大，可以点抗生素眼药水，有助于缩短病程，减少严重程度。比较推荐的是红霉素眼药膏。

如果眼睑肿非常明显，导致压迫角膜了，可以局部点低浓度激素眼药水，减少水肿，缩短病程。

症状较重者或发展为眼睑蜂窝织炎者需口服或静脉滴注抗生素。超短波理疗或清热解毒中药内服也有一定疗效。

13. 为什么不能随便挤压麦粒肿

脓肿尚未形成时，切忌患者用手挤压。因为眼睑及面部静脉没有静脉瓣，挤压的机械力可以导致细菌进入血管，造成海绵窦血栓或败血症，导致生命危险。一旦发生这种情况，医生需要尽早全身给予足量敏感抗生素，并按败血症治疗原则处理，时刻注意病情进展。

脓肿形成后，应该考虑局麻下切开排脓。外睑腺炎切口在皮肤面，切口尽量小，保持与睑缘平行，顺着皮纹方向，这样可以减少瘢痕形成。内睑腺炎切口在睑结膜面，需与睑缘垂直，这样可以避免损伤过多的睑板腺导管。

顽固复发病例应该查明原因，根治原发疾病，例如睑缘炎等疾病；同时排除或治疗系统性疾病，例如糖尿病等。

14. 治麦粒肿需要口服抗生素吗

由于麦粒肿大多数都是由葡萄球菌感染引发，因此治疗中常规需要使用抗生素眼药水、眼药膏。常见的有左氧氟沙星眼药水，红霉素眼膏等。一般不需要口服抗生素。

只有症状比较严重或者发展为眼睑蜂窝织炎的患者，需要口服或者静脉滴注抗生素，如头孢类的抗生素等。必要时，可以分离眼部脓液做细菌培养及药敏试验，根据其结果针对性地使用抗生素治疗。

15. 麦粒肿切开术后伤口该如何护理

麦粒肿切开后，会出脓，也会出血，外切口一般稍按压就会止血。内切口需要用手按压约20分钟，直至无出血后才能离开医院。

切开术后一周禁止伤口碰水，防止再感染。内切口术后可滴抗生素眼药水，一天三次。外切口术后可用抗生素眼药水滴棉花棒上清洁伤口，一天两次。忌辛辣海鲜饮食。

16. 麦粒肿为何会反复发作

麦粒肿主要由葡萄球菌感染引发，它是人体皮肤正常菌群之一，当人体免疫力比较强时，这些细菌并不会引起眼部感染。但是如果人免疫力下降，眼睑的防御能力会持续下降，难以抵抗细菌的侵袭，则会引起麦粒肿。

因此，免疫力较弱的小孩、老年人、患有全身消耗性疾病的患者，可能会反复发作麦粒肿。同时，患者本身患有沙眼、结膜炎或者睑缘炎等基础疾病时，如果没有进行及时的矫正和治疗，也会导致麦粒肿反反复复。

皮肤皮脂分泌旺盛的人，他们的睑板腺会经常发生阻塞，因此，反复发生麦粒肿对他们来说也并不陌生。

除此以外，生活中不注意个人卫生，用不干净的手揉眼睛，用受污染的毛巾、纸巾、湿巾等擦眼睛，平时喜欢吃一些辛辣或者油腻性的食物，经常抽烟喝酒等也会导致麦粒肿反复出现。

17. 怎样预防麦粒肿

麦粒肿的发病原因和生活习惯密切相关，改善生活习惯有助于预防麦粒肿的发生和复发。

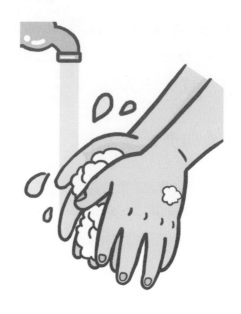

在生活中，应保持良好的个人习惯。注意个人卫生，勤洗手，保持手部清洁。禁用不干净的手、手帕、衣角等擦眼睛，以免将细菌带入眼睛内。同时培养良好的饮食习惯，少食辛辣、油腻的食物。注意日常加强身体锻炼，增强身体抵抗力。多做眼保健操，随时让眼睛休息，不要熬夜、长时间玩游戏或者工作，避免出现过度的眼部疲劳。减少隐形眼镜配戴时间。皮脂分泌旺盛的人群，经常清洁睑缘，保持干净。

在麦粒肿发作期间，不建议戴隐形眼镜或 OK 镜。在炎症期间，如果使用这些角膜接触镜，会引起炎症加重，或并发角膜炎。

18. 怎样引导反复发生麦粒肿的患儿

麦粒肿属于普通的眼部疾病，所以家长和患儿不要过分焦虑。如果患儿有慢性结膜炎或睑缘炎者，应彻底医治，解决原发疾病。易患麦粒肿的小儿，家长平素应做好教育和引导，让他们养成良好的卫生习惯，注意眼部卫生，不要用脏手揉眼。眼睛不适时可用棉签或生理盐水擦拭睫毛根部，保持眼睑清洁。并且督促患儿多锻炼，强身健体，提高抵抗力。不要吃辛辣的食物。

19. 切开排脓是局麻的吗？孩子害怕怎么办

一般麦粒肿都是在局麻下行切开排脓的，有疼痛，通常患儿哭闹，家长强制按压，会给孩子留下心理阴影。因此，术前做好患儿心理建设，消除其心理恐惧，不仅有利于儿童心理健康发育，也可以使儿童更好地配合医生，把手术做好。

3岁以下孩子接触事物少，极易产生恐惧心理，语言表达能力比较差，对母亲非常依赖。手术时，可由母亲怀抱孩子，安抚背部头部，有助于孩子安静下来，停止哭闹。

3～6岁孩子身心可塑性较好，已具备语言表达能力，其专注点在手术疼痛上，需要家属用言语进行心理疏导，包括讲故事、玩游戏，给予奖励等，鼓励孩子完成手术。

6岁以上的患儿，思维已接近成人，更关心的是手术是否会失败，是否会留下瘢痕、影响美观等。此时需要医生和家长给予孩子最充分的解释，包括手术的疼痛和瘢痕问题，让他有客观的认识。对于孩子的疑问要详细回答，这样孩子会很好地配合医生把手术完成。

20. 不舍得孩子接受手术怎么办

有些家长怕留疤，或者舍不得孩子忍受手术切开的疼痛和恐惧，而不愿意切开排脓，希望采用保守治疗。

麦粒肿一般是能自愈的，其成熟后可以自发破溃一个小口，出脓后慢慢自行愈合。但愈合时间相对手术切开要长，此时家长对破溃口的护理就很重要。每天要用抗生素眼药水清洁，避免碰水。

家长还要知道，有破溃口就会有瘢痕，破口越小，瘢痕越小。

另外，也有保守治疗不成功的，会形成大麦粒肿，此时需要在全麻下行手术切除。

21. 什么样的麦粒肿需要全麻下手术

有的儿童由于抵抗力差，麦粒肿可以长得很大，逐渐机化形成肉芽，眼睑上出现很大的一个红色肿块。此时切开，脓液已排不出了，需要全麻下行麦粒肿切除术。

术中需要将糜烂的肉芽组织切除，尽量保留肿块处皮肤。术后需要用缝线缝合皮肤，最大限度减少瘢痕形成。一般术后7天拆线。术后予抗生素眼药水清洁伤口。

五、会传染的"红眼病"：
急性结膜炎

红眼病传染性非常强

得过红眼病，并不产生"免疫力"

不及时规范治疗可能有严重并发症

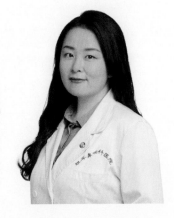

邱晓頔

眼科学博士，复旦大学附属眼耳鼻喉科医院眼科副主任医师，中国老年医学学会眼科分会青年委员，参与国际眼科理事会（ICO）住院医师培养导师项目培训。擅长眼表疾病、晶状体疾病的诊疗。

1. 红眼病就是结膜炎吗

"红眼病"是急性结膜炎的俗称。因为这种病的临床表现首先是眼睛结膜充血，所以一旦得病，最明显的症状就是双眼红肿，"红眼病"的名称也由此而来，这是一种传染性强的眼部传染病，可引起密集人群的小范围流行。

通常红眼病专指传染性极强的急性流行性结膜炎，是由细菌或病毒感染引起的急性眼部传染病。当结膜炎处于急性细菌/病毒感染的时候可以称之为红眼病，但当其演变为慢性结膜炎时，就不能称之为红眼病了。因此，红眼病就是急性结膜炎，而结膜炎不一定就是红眼病。

2. 眼睛发红就是红眼病吗

偶尔眼睛发红没必要担心，可能只是用眼疲劳所致；正常情况下，这样的症状不会持续太久，在休息后便会自行恢复。

急性结膜炎主要表现为眼睛内布满红血丝，此外还有分泌物多、异物感、眼睛发痒、畏光、流泪等症状；当出现结膜下出血时，也会表现为眼睛红，但是主要表现为红色片状结膜发红，看不到红血丝的存在；如果发生了过敏，症状严重者也会表现为眼睛红，但是没有脓性分泌物，患者有明确的过敏史。

所以不一定眼睛发红的疾病都是急性结膜炎，还要借助于其他的表现。如果搞不清楚是怎么回事，还是建议到医院去做及时的诊治。

需要注意的是，如果有以下症状，请尽快去医院就诊：严重头痛、眼睛疼痛或发热；恶心或呕吐；视力突然下降明显；畏光；视野出现光晕；有异物入眼史，且眼睛异物感持续且伴疼痛；眼睛肿胀、局部皮肤红、痛；睁眼困难等。

3. 红眼病会有什么严重后果吗

结膜是覆盖在眼白表面（球结膜）和眼睑内面（睑结膜）的一层透明薄膜，而结膜炎正是发生在眼球结膜部位的一种炎症性疾病。当眼部受到细菌或病毒感染时，会导致球结膜及睑结膜水肿、充血，严重的患者甚至会累及角膜。

红眼病患者会出现结膜严重充血，眼睛有异物感、灼热感，此外还有流泪、黏液性或脓性分泌物等，严重者还会出现眼结膜高度水肿、结膜出血甚至视物模糊，又称为急性出血性结膜炎。

该病通常是预后较好的，但仍会有极少部分患者可能因为就诊不及时或用药不到位，导致角膜瘢痕而损害视力。

4. 细菌性结膜炎和病毒性结膜炎都会传染吗

是的，两者都是高度传染性的疾病。

结膜炎根据感染源的不同，分为细菌性结膜炎和病毒性结膜炎。

（1）细菌性结膜炎：可由多种细菌感染导致发病，如流感嗜血杆菌、肺炎链球菌、金黄色葡萄球菌等。一般起病较急，眼睑肿胀、结膜充血明显，伴有大量的黄白色分泌物，自觉有异物感、烧灼感，有时也会感到疼痛。病变未累及角膜时，一般不会影响视力。细菌性结膜炎可以单眼发病，也可以累及双眼，传染性很强，要特别注意避免交叉感染。

值得注意的是，一些性传播的细菌如淋病奈瑟菌和衣原体（通常可从生殖器患病部位传到手上，然后到眼睛）会引起严重的结膜炎，如不及时治疗将严重影响视力，需要马上就医。

（2）病毒性结膜炎：比较常见是腺病毒、肠道病毒或柯萨奇病毒引起的，除了结膜充血明显之外，眼部分泌物大多呈水样，严重者如果累及角膜的话，还可能会有怕光等症状。较为严重的病毒性结膜炎以流行性出血性结膜炎最为常见，又称急性出血性结膜炎，是高度传染性疾病。它的特点是起病急，刺激症状重，患病后会感觉眼疼，有异物感、畏光，伴水样分泌物，严重者还会有结膜下出血、角膜上皮损害及耳前淋巴结肿大，并伴有发热、周身不适及上呼吸道感染症状。可通过接触患者的眼睛分泌物进行传播，例如，揉眼睛的手已经接触过污染的表面或物品。

5. 为什么眼皮会"粘"住

红眼病的患者除了眼睛发红，最常见和普遍的症状之一就是眼部的不适。很多患者会用"眼睛里面像进了沙子""眼皮被粘住了"来形容这种异常感。

红眼病的临床症状主要包括眼红、流泪、畏光、瘙痒、刺痛，同时眼部伴有强烈的异物感甚至眼睑沉重、肿胀感。患者在照镜子时或是旁人直接能够看到有明显的眼睛发红，患者自觉有辣辣的烧灼感。部分患者无法在亮光下视物、畏光明显，或者经常会不自觉地流眼泪。分泌物明显增多，特别是清晨起床以后，经常会发现睑缘被分泌物包裹而无法睁开。

患有红眼病的人往往会比正常人产生多数倍甚至数十倍的分泌物，且多为黏液或黏液脓性分泌物，可粘着于睑缘及睫毛。早晨起床时由于分泌物将上下眼睑粘在一起，患者会感到睁开眼睛十分困难，必须用洁净的水或眼药水蘸着棉签将分泌物擦去后才能睁开眼睛。重者分泌物中的纤维蛋白凝成乳白色假膜，附着在睑膜结膜的表面，很易用镊子剥离，留下有轻微的出血面，但无组织缺损。

此时，应与真膜区别，真膜性结膜炎其膜状物呈灰黄色，由白喉杆菌引起，为大量的纤维蛋白与坏死的结膜凝结而成，不易剥离，如强行除去，其下露出溃疡面，引起出血及组织损伤，临床上叫做膜性结膜炎。

6. 红眼病会影响视力吗

尽管看上去结膜发红，但大部分红眼病患者的视力并不会因此而下降。若是角膜表面被分泌物附着时，则可能会出现视力模糊，只需将分泌物用眼药水冲洗干净后视力就会恢复。但是随着病情的加重，如果涉及角膜，这个时候会出现畏光、流泪及不同程度的视力下降等症状。

7. 一般用药后多少天能痊愈

红眼病主要发生在温度比较高的季节，如春夏季节；秋冬季节时多为病毒性结膜炎流行季。眼部在感染病毒或细菌后，一般有1～3天的潜伏期，且双眼多为同时或间隔一两天发病，病程持续时长为1～2周，与个人的体质有关。病情多在发病后的第三四天最为严重，之后会慢慢有所好转。

（1）细菌性结膜炎：细菌性结膜炎具有一定自限性。通常的治疗方法是用抗生素药物点眼。常用的有妥布霉素、氧氟沙星、左氧氟沙星、加替沙星、莫西沙星滴眼液或眼膏等。一般10～14天可治愈。较为严重的患者根据病情需要可口服或静脉注射抗生素。

（2）病毒性结膜炎：其治疗没有特异性药物，局部可用抗病毒滴眼液，如阿昔洛韦、更昔洛韦滴眼液或眼膏、干扰素滴眼液等。可联合使用抗生素滴眼液以预防感染。必要时可加用低浓度激素滴眼液如氟米龙等减轻炎症反应、降低角膜并发症的发生率。一般7～10天可痊愈。

8. 治疗红眼病需要使用抗生素吗

红眼病主要包括细菌性结膜炎及病毒性结膜炎。细菌性结膜炎需要针对性使用抗生素，病毒性结膜炎由于眼表免疫平衡被打破，往往容易合并细菌感染，一般也需合并使用抗生素以预防细菌感染。

9. 为什么医生会开激素滴眼液

红眼病发病过程中，往往会伴有明显的局部炎症，因此，在严格使用抗细菌／抗病毒药物的前提下，适当使用激素有助于缓解眼部炎症反应，改善患者的眼部不适症状，促进疾病更快痊愈。

10. 红眼病会自愈吗

红眼病虽然存在一定的自愈趋势，但是如果不用药可导致疾病迁延不愈甚至发生并发症，所以需要进行规范治疗。

应针对病因治疗，局部给药为主，必要时也可全身用药，急性期禁止包扎患眼。而滴眼剂点眼是结膜炎最基本的给药途径，对于微生物性结膜炎，应选用敏感的抗菌药物和抗病毒滴眼剂，必要时根据病原体培养和药敏试验选择有效的药物。重症的患者在未经药敏试验前，可选择多种滴眼液联合点眼。

规范的红眼病滴药方法是这样的：睁开眼向上看，将下眼睑向下拉，把眼药水滴到下眼睑与眼球之间的空隙，然后闭上眼，眼药水会随着眼球转动均匀涂在眼球表面；使用眼药膏也是同样的方法。

11. 为什么会有眼周痛和发热

大多数红眼病在按时用药的情况下都会逐步好转，但由于许多眼部疾病可能出现类似的症状，所以如果眼部持续疼痛、视力改变，伴有眼睑或眼周逐渐肿胀、发红、触痛，同时还伴有发热的情况的话，更需及时就医。这些症状可能意味着炎症已经扩散到结膜以外的部位，需要接受进一步的治疗。如果在接受治疗 3～5 天后，红眼症状没有得到改善甚至逐步加重，还要及时进行复查。

12. 红眼病会伴随其他全身表现吗

对于自身抵抗力较差的患者来说，得了红眼病以后，除了眼部的明显症状之外，还有可能会出现局部淋巴结肿大、发热、上呼吸道感染等症状。

红眼病可由多种细菌或病毒感染所致，这些病菌也常会导致其他部位的感染性疾病发生，例如上呼吸道感染、耳部感染、鼻窦感染、咽喉感染等。此外，某些性传播疾病的病原体也能够引发结膜炎。因此，一旦出现全身感染的症状，还需及时至相关科室就诊。

13. 怎样做能缩短病程

患有红眼病需要及时治疗，不然很容易日益加重。此外，做好自我护理也是很重要的。在治疗期间建议按时作息，缩短用眼时间，避免熬夜，保持清淡饮食、戒烟戒酒，不要用手揉眼，注意手部清洁，按照医生要求按时按次使用眼药水，疾病很快可以治愈。如果不积极治疗，也不注意护理，那么疾病就很容易迁延不愈甚至转为慢性。而且治疗后即使症状消失，还要继续观察治疗 1 周防止复发。

患病期间，必须停止配戴隐形眼镜或 OK 镜，以避免发生继发的眼部感染，以及损害隐形眼镜或 OK 镜镜片。

14. 得过红眼病以后还会再得吗

红眼病就好比是感冒，并没有针对性的抗体，所以得过红眼病并不能保证以后再也不会患病。因此，时刻注意眼部清洁，做好个人防护，合理作息，是避免再次患病的关键。

15. 确诊红眼病后能外出、能上学吗

由细菌或病毒所引发的红眼病属于接触性传染病，如果接触了红眼病患者的眼部分泌物，接触者再去揉擦眼睛，则会导致被感染上红眼病。健康人群可能因直接接触结膜炎患者或其使用过的物品（如面纸、毛巾等）而感染结膜炎。

夏季，在受红眼病细菌或病毒污染的游泳池中游泳，也是较为常见的感染结膜炎的途径之一。同时，如果发病最初仅有一只眼睛出现症状，揉或摸眼睛等动作可能会导致另一只眼睛发病。建议患有细菌性或病毒性结膜炎的人留在家中直至完全康复，以防止传染

他人。

在确诊为红眼病后，建议患儿停止去幼儿园或学校上学、禁止集体活动，成人要做好眼部清洁及手卫生，以防传染给他人。

16. 怎样预防红眼病

红眼病主要是通过接触传播，重在预防，所以要多注意双手清洁，在日常生活中要养成勤洗手的好习惯，掌握正确洗手（如使用温水和香皂等）的方法。

此外，保持良好的个人卫生习惯，不要与其他人共用个人物品，如毛巾、化妆品和眼镜。去泳池游泳时要戴好游泳眼镜。平时尤其要注意儿童的卫生习惯，要让儿童养成勤洗手、不乱摸、不揉眼的好习惯。

17. 发作时，有什么家庭处理措施

在红眼病初期发病时，由于眼部畏光、红痛较为明显，可先自行采用冷敷，减轻眼部不适症状。注意避光避热，少用眼：必须出门时，可戴上太阳镜、遮阳帽，遮阳伞，以避免阳光、风、尘等刺激。此外，少看书或看电视。

同时要注意眼部清洁，分泌物较多时要及时擦除。要注意手卫生，接触眼部后及时洗手，避免交叉感染。

18. 点眼药时要注意什么

　　眼部用药均应专人专用，以免交叉感染，滴眼后应洗手。

　　单眼发病时，尤其要注意预防另一侧眼睛的感染。具体做法：点眼药前要做好手部清洁，点完也要洗手，避免传染；眼药水瓶盖取下后要反方向放，避免眼药污染；点药时药瓶要离开眼睛，避免病菌感染另一侧眼睛和交叉感染。

　　儿童患者通常首选药膏治疗，因为与滴眼液相比，药物可在眼部保留更长时间。接触患儿的眼睛后，家长要及时清洗双手，同时将患儿使用过的纱布或棉球等及时清理掉。患儿的毛巾和其他日用品应当专用并单独清洗，可用热水和洗涤剂清洗用过的床单、枕套和旧毛巾。

六、"三件宝"控制进展：
近视

"三件宝"：OK 镜、低浓度阿托品眼药水和户外活动

蓝光眼镜不能预防或改善近视

食物也不能预防或改善近视

许 烨

复旦大学附属眼耳鼻喉科医院副主任医师，眼科医疗秘书。复旦大学眼科学博士，美国新英格兰视光学院访问学者，国际角膜塑形镜学会亚洲分会会员，国家卫生健康委员会近视眼重点实验室骨干，视觉健康预防干预中心骨干，复旦大学健康科普青年讲师团讲师。多年从事近视相关基础和临床研究，研究方向为视觉环境与近视形成的机制研究、屈光手术、老视矫正、青少年近视防控等。

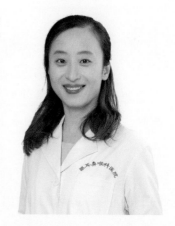

1. 为什么会发生近视

眼球就像照相机，正常情况下，照相机成像正好落在底片的位置；我们的眼球成像就正好在视网膜上，看东西就是清晰的。如果底片位置跟镜头不匹配，成像就会偏前或者偏后，那么底片上的像就模糊了。随着年龄增长，眼球也要生长。如果眼轴生长速度过快，长得太长，成像就会落在视网膜前，看东西就会模糊。这时就是近视了。

2. 有假性近视的说法吗

近视的定义是"在调节放松的状态下，平行光线经眼球屈光系统后聚焦在视网膜之前"。其实，医学上没有假性近视的说法。所谓假性近视实际上是因为调节没有放松而表现出近视度数，不是真正的近视。如果使用睫状肌麻痹药物滴眼后，验光仍然有近视度数，那就是真性近视了。

3. 哪些迹象提示可能有近视了

如果孩子在看远处的目标（如黑板、电视）时会不自觉地眯眼，或是凑近看，那就很有可能是近视了。

同时，近视会影响眼睛看近集合和看远分开的平衡。如果双眼的平衡无法维持时，就会出现眼睛向外偏斜的症状，所以外斜视可能提示单眼视力不佳或近视。

如果发现了疑似症状，建议及时去正规医院进行睫状肌麻痹验光确定是否近视，并采取相应的防控措施，防止近视过快加深。此外，应该定期去医院复诊，跟踪近视度数的变化，来确定下一步的防治方案。

4. 怎样预测近视的风险等级

近视的发生和发展是多因素综合作用的结果。

（1）在全球人群中，由于种族特异性，亚裔人群更加容易近视；

（2）父母双方是否近视决定了孩子的遗传背景，孩子近视发生可能性的排序为：父母双方近视＞父母单方近视＞父母不近视；

（3）孩子的发病年龄和初始度数可预测未来发展情况，发病年龄越早，初发度数越高，未来近视发展速度相对越快一些；

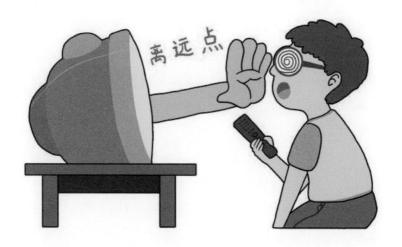

（4）缺乏户外活动及长时间的近距离读写，往往会诱发近视提前发生及加快近视进展。

所以，大家可以逐条对照一下以上的内容，看看自己的孩子符合几条，如果4条全部占据，风险等级是最高的，需要及早进行近视防控干预及规律的随访。

5. 怎么制作孩子的眼睛发育档案

眼睛的屈光状态在儿童时期是变化的，从婴幼儿开始，伴随着眼轴增长，屈光状态从远视逐渐向正视发展。在学龄前期及学龄期，眼轴容易增长过快，发展为近视。在孩子3岁以后，建议家长了解孩子的眼睛发育情况，给孩子建立一份屈光发育档案。

档案主要包括视力、屈光度、眼轴长度、角膜曲率、眼位、眼压等信息，这也是每次到医院检查的常用项目。视力通过标准视力表测得，屈光度一般需要进行睫状肌麻痹下验光确定。眼轴长度指的是眼球前后径线的长度，是监测近视进展的重要指标。角膜曲率就是角膜的弯曲度，可以通过角膜曲率和眼轴长度的匹配度大致推测屈光状态。眼位异常可以提示有无近视，外斜视往往和近视有关，而且眼位的判断也关系到正确配镜处方。

对于近视增长特别快的孩子，或者使用某些近视控制手段的孩子，需要定期监测眼压。

6. 什么是控制近视进展的"三件宝"

如果发现孩子近视，家长和孩子们需要正确面对，合理治疗，采用科学的方法可以有效控制近视进展。

首先要养成良好的用眼习惯，保证读写姿势正确，注意用眼卫生。可配戴框架眼镜矫正近视，或采用有控制近视作用的功能性眼镜、特殊设计的隐形眼镜或眼药水等来进行控制。同时加强户外活动、保证睡眠充足、均衡营养。

近距离用眼可遵循"20-20-20"口诀：看近20分钟以后，要抬头远眺20英尺（6米外）20秒以上，也可以保持更长的远眺时间，如5~10分钟。

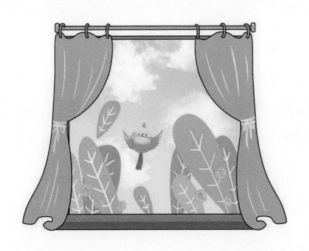

目前，国际上公认的延缓近视进展的"三件宝"为角膜塑形镜（俗称 OK 镜）、低浓度阿托品眼药水和户外活动，其中 OK 镜和低浓度阿托品眼药水需要在医生的指导下使用。

7. 户外活动为何能预防近视

在户外的时候，由于所有的物体距离都比较远，在眼睛上会形成周边近视性离焦（周边聚焦点落在视网膜前方）的光学效应，这有一定抑制近视发展的作用。户外光强度较室内明显大，紫外线有利于人体产生更多的多巴胺，多巴胺可以抑制眼轴的增长。

对于近视的预防及控制来说只需充足的户外时间，运动的形式不受限制。研究表明，保持每天 2 小时自然光线下的户外时间可以有效预防近视发生。

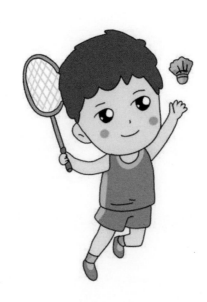

8. 低浓度阿托品是控制近视的特效药吗

低浓度阿托品是近视防控临床应用中相对安全、有效的药物，但不是百分之百有效。

对比观察发现，0.5%、0.1% 及 0.01% 的阿托品可分别延缓近视发展程度 80%、70% 及 60%，但 2 年后停药，使用 0.5%、0.1% 阿托品的近视容易反弹，停药后进展加快，而 0.01% 低浓度阿托品的反弹现象不明显。因此，综合安全性和有效性来说，0.01% 的低浓度阿托品是目前更为常用的药物浓度。

不是所有的近视使用低浓度阿托品都能得到有效控制，其中存在个体差异。而且，在使用药物不同阶段效果也不一致，因此需要在医生指导下、定期监测下合理使用。

对于近视发展期的孩子，需要定期监测屈光度、眼轴变化情况及眼压平稳性。当到生长发育后期，持续监测屈光度稳定时，可以尝试停止用药并继续监测。如果停药后屈光度增长明显，由医生评估是否继续使用药物。

9. 角膜塑形镜安全吗

角膜塑形镜，也叫角膜塑形术，英文名称是 orthokeratology，所以也叫 OK 镜。角膜塑形镜通过每日夜间戴镜，对角膜进行塑形和维持，改变角膜的屈光力，达到暂时矫正近视的效果。多项研究表明，戴角膜塑形镜可延缓儿童青少年眼轴的增长，从而延缓近视度数的增加，其原理可能与视网膜周边近视性离焦的形成有关。

在群体研究中，角膜塑形镜效果明显，但在临床中，患者的效果存在个体差异性。配戴后需要按医嘱进行门诊随访，监控戴镜安全性及评估近视控制的有效性。

合理配适的角膜塑形镜，镜片和角膜中间有泪液层，镜片下泪液与其他泪液也有足够的交换，因此镜片不会"摩擦"到眼表。角膜塑形镜的塑形，更多是依靠逆几何设计制造的负压力，引起角膜上皮细胞的迁移、形变，从而达到角膜曲率改变，而不是简单的"暴力压迫"，所以不需要担心"压力伤害"。

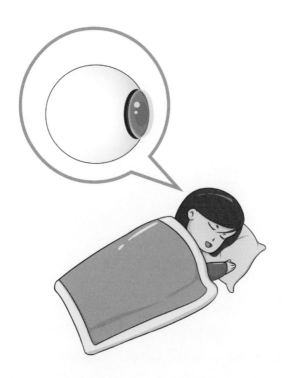

10. 孩子会变成高度近视吗

临床上将 600 度以上的近视称为高度近视。其中一部分高度近视患者在 20 岁以后近视仍在增长，并且伴有程度不等的眼底病理性变化，此类近视称为病理性近视。

大多数高度近视都是轴性近视，即眼球的前后径长度在生长发育过程中不断延长造成的。通常眼轴越长，近视度数越高。孩子近视发生早、进展快且控制不佳，双方父母都是近视的，这样的孩子容易变成高度近视。也就是遗传、环境、行为综合因素风险等级均较高的孩子更易变成高度近视。

11. 眼镜会越戴越深吗

戴眼镜本身并不会引起近视加深。相反，近视眼必须要戴眼镜，戴眼镜同时配合良好的用眼习惯才可能控制近视发展。近视儿童需定期复查屈光度，一般每 3 ~ 6 个月复查一次；若度数改变超过 50 度，建议更换镜片，若度数只改变了 25 度，但明显影响视力，也建议更换镜片。此外，平时不注意镜片的维护或者同一副镜片戴的时间过长，镜片光学区出现磨损，也需及时更换。

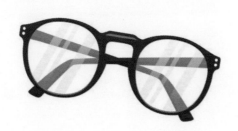

12. 戴防蓝光眼镜能预防近视吗

不能。

蓝光对于眼睛的影响是复杂的。蓝光可以穿透角膜和晶状体直接到达视网膜，长时间蓝光照射可能对视网膜细胞有损伤，有害蓝光主要集中在 400 ~ 445 纳米波段。而 445 ~ 500 纳米波段的蓝光是有益蓝光，它可以抑制人体褪黑素的分泌，调节人的昼夜节律。

此外，动物实验和人类的研究证据表明，每天暴露在户外自然光下能有效预防儿童近视发生，而其中短波长蓝光可能起到重要的作用，所以戴防蓝光眼镜预防近视其实是一个误区。

13. 食物可以预防和控制近视吗

目前，没有证据表明饮食或营养与近视有关系。有研究提示摄入较高的饱和脂肪和胆固醇可能更容易近视，所以建议大家均衡膳食，勿过多摄入油腻的食物，多食新鲜蔬菜和水果。研究表明，特定的营养素，如叶黄素、锌、胡萝卜素、维生素 A 等对干眼症、某些视网膜疾病、黄斑病变等有一定预防和保健作用，但尚未发现这些营养素对近视预防和控制有作用。

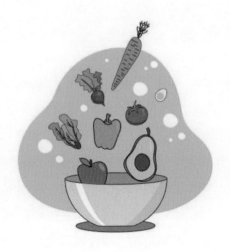

14. 不能避免电子产品的使用怎么办

建议使用优先次序：投影仪、电视、台式电脑、笔记本电脑、平板电脑、手机。

使用电子产品时，大多是近距离用眼。另外，过多使用电子产品，必然压缩了户外活动的时间，这也是电子产品对近视的潜在影响。电子产品是学习生活的重要工具，不可能完全避免，但需要科学合理地使用。

使用电子产品时需要注意尽可能选择大屏幕电子产品，优先次序为投影仪、电视、台式电脑、笔记本电脑、平板电脑、手机。应选择屏幕分辨率高、清晰度适合的电子产品。使用电子产品时，调节亮度至眼睛感觉舒适，不要过亮或过暗。近距离用眼 20 ~ 30 分钟后要休息数分钟，最好眺望远处，让眼睛接触自然光线。

15. 近视可逆吗

如同身高一样，眼轴的增长不可逆，因此，近视一旦发生就不会逆转。

目前，所有的近视矫正手术也仅仅是消除或降低近视度数，达到摘镜目的，对于已经增长的眼轴及由于眼轴增长所带来的眼部病变，没有逆转或治疗作用。因此，近视可控不可逆。青少年阶段需要积极地进行近视防控，使近视不发生、晚发生或延缓近视发展速度。

然而，并不能因为近视不可逆，就对近视放任不管。在近视发生后，寻求专业医生的帮助，采取正确合适的手段进行控制，使成年后近视度数控制在相对低水平，不仅可以降低高度近视带来的眼部并发症风险；同时也可以提高近视矫正手术的有效性和安全性。

七、一生中必经的：

老花眼

45 岁左右眼睛就开始老花了

无论是近视眼、远视眼，还是正视眼，都会出现老花

提高室内照明，并使用双重照明，可改善阅读体验

许 烨

复旦大学附属眼耳鼻喉科医院副主任医师，眼科医疗秘书。复旦大学眼科学博士，美国新英格兰视光学院访问学者，国际角膜塑形镜学会亚洲分会会员，国家卫生健康委员会近视眼重点实验室骨干，视觉健康预防干预中心骨干，复旦大学健康科普青年讲师团讲师。多年从事近视相关基础和临床研究，研究方向为视觉环境与近视形成的机制研究，屈光手术、老视矫正、青少年近视防控等。

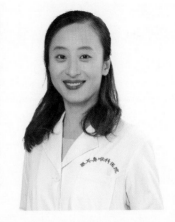

1. 什么是老花眼

老花、老花眼，医学上叫"老视"，本质上是生理性调节功能下降。一般到 45 岁以后，眼睛就开始出现老花，这是每个人一生中必经的生理过程。

如果将眼睛比作照相机，老花就是照相机的调焦功能减退直至消失。人眼主要靠晶状体来完成调焦，看远时，晶状体变平，处于调节放松状态；看近时，晶状体变凸进行调节，增加镜头的折射能力，使近处物体的发散光线会聚到底片上。随年龄增长，晶状体的弹性降低，不能像年轻时那样变凸，那么像就成在视网膜之后，此时需要将近处的物体放远，或者配戴凸透镜才能看清物体。

2. 老花有哪些表现

（1）在平时习惯的距离阅读小字有重影或看不清；

（2）近距离阅读时不自觉地将头后仰或者把阅读物拿到更远的地方；

（3）近距离阅读需要更亮的照明；

（4）看近不能持久，时间长了会眼胀眼酸，甚至头痛、烦躁。

如果一个 50 岁的人还没有任何上述表现，也不代表他没有老花眼，只是他还没有出现症状。

3. 哪些因素影响老花

年龄无疑是老花最相关的因素。但年龄相近，老花的程度也不尽相同，除了个体身体素质差异，还与全身状况，用药情况等有关。患有贫血、心脏病、糖尿病、多发性硬化等疾病，或长期使用酒精、抗焦虑药、抗抑郁药、抗组胺药等药物都可能使老花发生的时间提前。

4. 近视眼就不会老花吗

无论是近视眼、远视眼，还是正视眼，都会出现老花。不同的是，近视眼可能老花症状不明显，而远视眼出现症状更早也更明显。

A、B、C年龄相仿，经检查三人都有150度老花，但是A和C已经感觉到看近困难，而B完全没有表现。让我们来看看三人有何不同。

A本来是远视眼（100度），年轻时，A看远看近都很清楚，45岁以后，看远仍然没问题，但看近越来越累，原因是远视眼在看近时比正视眼需要用更多的调节力，但是老花的出现使调节力减弱，A在看近时就出现了明显困难。

B本来是近视眼（100度），年轻时，远视力不到1.0，没有戴镜，45岁以后，看远的视力没有太大变化，看近也依然清楚，原因是近视眼在看近时需要用较少的调节力，即使已经有老花，减弱的调节力仍能满足看近需要，就没有任何老花症状。

C 和 B 一样也是近视眼（100 度），为了看远清楚配戴了一副 100 度的近视镜，45 岁以后，看远依然需要戴镜，看近时戴着眼镜就会感觉疲劳，脱掉眼镜看得比较舒适。原因是戴镜矫正了原有的近视后，C 在看近时仍然需要和正视眼一样的调节力，而老花的存在使调节力不能满足需要，因此看近不清，脱镜后情况就类似 B。

除了屈光状态，用眼习惯，生活习惯等都会对老花的表现产生影响。比如在相似的屈光状态和老花程度下，一位爱好篆刻的老年人要比一位爱好慢跑的老年人更容易感到视疲劳。

5. 刚开始老花，阅读时怎样更舒适

刚出现老花时，可能只表现为对光线和对比度的要求变高。此时可以提高室内照明，并使用双重照明，于书本和眼之间放置一盏台灯，这样不但可以增加阅读物的对比度，还可使瞳孔缩小，增加焦深，提高视力。适当调整阅读物的字体大小和色彩，一般黑白分明的阅读物更容易分辨。避免长时间近距离阅读，以免引发眼痛眼酸等视疲劳，注意看近看远相结合。

6. 老花后怎么配眼镜

老花了，可以通过配戴凸透镜来补偿调节力不足，建议到正规医疗机构进行验配。老花镜片的验配是在原有屈光状态基础上进行的，首先要确定原有的屈光状态是近视、远视还是正视，然后确定老花程度，最终配戴的镜片是在原来镜片上附加老花度数。

理想的老花者看近眼镜是使配戴者使用部分自身残余调节力，如果用镜片代替所有的调节力，则自身调节系统就失去了锻炼的机会；反之，如果每次看近都需要动用所有的残余调节力，则容易感到疲劳。

随着年龄不断增加，老花镜片的度数需要相应调整。根据老花者的屈光状态，用眼习惯，戴镜舒适度等综合考虑，可以选择单焦点、双焦点、渐进多焦点等镜片。

7. 老花眼可以做手术吗

一些年轻时从未戴过眼镜或者通过手术摘镜的人，他们往往不愿意、不习惯戴上老花镜，此时手术提供了另外的出路。老视矫正

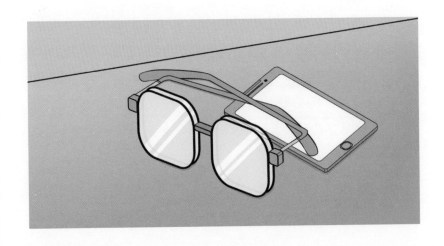

手术种类较多，如巩膜手术，可调节性人工晶体植入术，传导性角膜成形术，多焦点人工晶体植入术，角膜镶嵌术等。老视矫正手术是屈光手术领域研究的热点，正在日臻成熟。

8. 本身有近视的人，发生老花以后可以做手术吗

本身有近视的人，由于看近影响较小，故出现老视症状的年龄会稍往后推迟。发生老视以后，同样可以通过手术矫正。但是由于年龄关系，手术前依然需要进行全面完善的眼科检查，排除全身疾病如糖尿病、高血压，以及近视本身可能引起的眼底病变以后，再进行手术。

9. 地摊上、菜场里经常看到有卖老花眼镜，很便宜，能买吗

老花眼镜的配戴与近视眼镜一样，都需要准确测量一些参数，例如度数、瞳距，尤其是对于初次配戴的中老年患者，还需要排除眼部疾病，同时进行试戴，再根据试戴结果对度数进行适当的增减。如果随意在路边摊购买，可能会因为度数不准确造成配戴不能持久、不舒适，甚至加重视疲劳和眼部不适等，故仍然需要到正规医疗机构或眼镜店进行验配。

八、常见玻璃体视网膜病变：飞蚊症

生理性飞蚊症现无特别有效方法

部分患者要当心视网膜脱离

手术治疗飞蚊症有一定风险

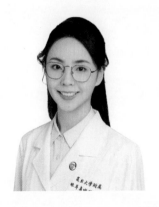

丁心怡

复旦大学附属眼耳鼻喉科医院主治医师，师从眼底病著名教授徐格致，2016 年博士毕业于复旦大学上海医学院。主持上海市卫生健康委员会青年项目一项。主要从事葡萄膜炎、视网膜血管病变、黄斑病变等眼底疾患及相关眼部影像学的临床工作和研究。

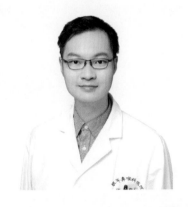

亓雨禾

2010 年就读于复旦大学上海医学院，2018 年获得临床医学眼科学专业博士学位。2018—2021 年期间于复旦大学附属眼耳鼻喉科医院眼科基地轮转。

1. 什么是飞蚊症

"飞蚊症"指眼前出现飘动的透明或黑色漂浮物的现象。这些飘动透明或黑色阴影可为单个或多个，形态多样，如点状、蜘蛛状、不规则线状、环状等，并且随眼睛转动而变化位置，像蚊子一样来回飞动，因此被形象地称作"飞蚊症"。当患者在看蓝色天空、白色墙壁等较为亮丽的背景时，更容易发现这些漂浮物的存在。

因此飞蚊症本身是一种症状，并非指一种特定的疾病，可由多种原因造成，它的出现仅代表眼球内有非完全透明的漂浮物存在。

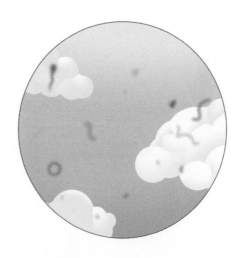

2. 飞蚊症可以预防吗

飞蚊症在眼科领域中又称"玻璃体混浊"或"玻璃体漂浮物"。玻璃体是一种透明的胶状物质填充于眼内空腔，有助于稳定视网膜各层和视网膜血管，主要由亲水的透明质酸和少量可溶性蛋白组成。其最主要成分是水，大约占99%，当其内出现非透明漂浮物时，即可产生眼前黑影漂浮的症状。

根据病因，可以将飞蚊症分为生理性和病理性两类。生理性飞蚊症指人类在正常发育以及衰老过程中出现的症状；病理性飞蚊症指由于眼部疾病造成的玻璃体混浊的症状表现，因此飞蚊症并无有效的、有针对性的预防手段。

3. 生理性飞蚊症的原因有哪些

（1）玻璃体动脉残留：胚胎6～7周时，玻璃体动脉从视盘经玻璃体到达晶状体，11周开始退化，胚胎8个月时玻璃体动脉一般完全闭塞，萎缩吸收，少数人因玻璃体动脉不萎缩或者萎缩不完全而导致玻璃体动脉残留。患者可无症状或感觉眼前有条索状黑影飘动。眼底检查可见视盘前方有灰白色半透明的条索状、扇形或漏斗状物伸向玻璃体，该组织随眼球运动向相反方向运动，灰白组织中有时可见到血细胞。

玻璃体动脉残留一般不影响视力，但某些玻璃体动脉残留患者也可发生一些严重并发症，如近视、斜视、白内障、眼球震颤和玻璃体出血等。

（2）玻璃体混浊：在出生时玻璃体是清澈透明的，在出生之后玻璃体即开始缓慢地液化并且萎缩。随年龄的增长，玻璃体液化比例逐渐增加并逐渐形成液化腔。玻璃体纤维发生凝缩，凝缩的玻璃体纤维漂浮于液化腔，这时即会出现透明的飞蚊样，即玻璃体混浊。

（3）玻璃体后皮质脱离：玻璃体后皮质脱离是指玻璃体皮质和视网膜内界膜之间分离，通常继发于玻璃体液化，玻璃体后脱离程度与玻璃体液化量成正相关。好发于 45 岁以上的人群，在 70 岁以上的人群中发病率高达 66%。当玻璃体发生后脱离时，视盘周围的胶质组织随同皮质一起被撕脱，入眼的光线将其投影于视网膜上而形成眼前漂浮物。

4. 哪些人容易患上生理性飞蚊症

有两类人群容易遭遇飞蚊症，一类是老年人，一类是近视人群。这种现象一般会出现在 45 岁以后，随年龄增加，飞蚊症出现的概率显著升高。

近年来研究表明，正常人群有 66% 在 70 岁出现玻璃体后皮质脱离，而到 90 岁的时候出现比例高达 86%。近视人群当中出现的年龄会更早，出现玻璃体炎症或者出现眼球创伤之后也会增加。

近视患者近视度数越深，越容易出现飞蚊症。近视眼患者的眼球并非像正常人一样是一个正球体，由于眼轴长拉长了，填充于眼内的玻璃体会加速出现退行性改变，玻璃体出现液化并局部混浊最终造成后脱离现象，相应地会出现眼前透明或者黑色漂浮物。

5. 病理性飞蚊症的原因有哪些

（1）玻璃体积血：正常发育的玻璃体无血管，不会出血。玻璃体积血多由于视网膜、葡萄膜血管或新生血管破裂并聚积于玻璃体内形成。眼部手术、眼外伤、视网膜静脉周围炎、糖尿病视网膜病变、高血压性视网膜病变以及视网膜血管阻塞等均可导致玻璃体积血的发生。

（2）视网膜裂孔和视网膜变性：近视、视网膜变性和眼外伤是视网膜裂孔发生的危险因素。33%～46%的视网膜裂孔患者会发展成为视网膜脱离。视网膜周边部退行性病变是指以往正常的视网膜结构因退行性变、血管损害或机械性牵拉所致的改变。视网膜裂孔和视网膜变性因造成局部视野缺损均可导致飞蚊症。

（3）葡萄膜炎：葡萄膜炎是一类常见的眼科疾病，其病因十分复杂，可由细菌、病毒、真菌和寄生虫等多种病原体感染以及自身免疫、风湿性疾病、外伤和肿瘤等多种原因引起。后葡萄膜炎的主要症状是视功能障碍，并常有飞蚊症的表现。

（4）眼内炎：玻璃体是细菌等微生物良好的生长基，细菌等微生物进入玻璃体内可导致眼内炎。眼内炎根据感染源的不同可分为内源性眼内炎和外源性眼内炎。内源性眼内炎多由于血源感染或者免疫抑制所致，外源性眼内炎多由于眼外伤、眼球异物或者眼内手术所致。眼内炎患者可出现飞蚊症的症状，那是因为炎症细胞进入玻璃体后可导致玻璃体浸润，造成玻璃体混浊，炎症控制或转归后，飞蚊症可减少或消失。

除以上病因外，外伤、眼部手术、眼内异物、眼部肿瘤以及眼部寄生虫等都可导致飞蚊症的发生。

6. 出现飞蚊症需要就诊吗

应于正规医院就诊以排除病理性飞蚊症可能。病理性飞蚊症的危险症状：①有异常闪光；②短时间内飞蚊不断增加；③视线有被遮挡的感觉。

虽然绝大多数飞蚊症属于生理性的，但因病理性飞蚊症有可能造成永久性视力下降，因而为保险起见需要就诊。一次检查结果正常并不等于永远没有问题，玻璃体后皮质脱离持续时间一般会超过一个星期。一旦有闪光、飞蚊突然增多，或出现视线被遮蔽等现象，就需要马上再接受详细的检查。

7. 诊治常规需要做哪些检查

飞蚊症最经济和简便的检查手段是扩瞳后裂隙灯下借助三面镜或广角前置镜检查眼底。

眼部 B 超对飞蚊症的诊治也有着至关重要的作用，特别对于屈光间质混浊的病人，B 超可以不受屈光状态的影响，观察玻璃体混浊、后脱离的情况，发现玻璃体视网膜界面以及视网膜、脉络膜以及巩膜的异常情况，大多数的视网膜裂孔都能被有经验的 B 超医生及时发现。

除此之外，近年来发展起来的超广角眼底照相技术，也可以很好地辅助飞蚊症的诊疗以及随访，例如辅助视网膜变性区的发现，辅助观察视网膜裂孔激光术后，激光斑点包绕、视网膜裂孔以及裂孔周边网膜情况等。

8. 生理性飞蚊症需要用药吗

如果属于单纯玻璃体混浊引起的飞蚊症，眼科医生通常会告知患者：门诊定期随访即可。如果确定玻璃体少量积血，则可以随访以期自行收缩或者口服活血明目胶囊一类的中成药，如平地木冲剂。中医学认为该类药物可以促进玻璃体混浊一定程度的吸收，但是中成药的疗效并不确切。

9. 飞蚊症症状明显，有什么药可用吗

生理性飞蚊症现无特别有效治疗方法，而主诉症状严重的患者，往往伴随一定的焦虑状态。医生对于这种患者主要予以耐心的解释与抚慰，除此之外，现主要有药物保守治疗、激光治疗和手术治疗几种手段。

药物治疗包括局部用药和全身用药，复方平地木颗粒、卵磷脂络合碘片等可能对玻璃体混浊的吸收有一定作用，其作用机制尚不明确，效果也因人而异，初诊患者可以先试用一个疗程。

10. 飞蚊症伴随视网膜裂孔怎么办

　　诊断玻璃体后皮质脱离的患者当中，有 3.48% 会在 6 周之内出现视网膜脱离（常表现为视野遮挡、异常闪光感等）。发现飞蚊症伴随视网膜裂孔，需要给予患者双眼扩瞳检查详尽检查眼底，查看是否有其他视网膜裂孔以及视网膜变形区的存在。

　　对于发现的病变，尽早给予病变区域的视网膜激光光凝治疗。光凝术后 2 周、1 月、3 月、半年、以后每半年到一年随访眼底。如果发现飞蚊症症状明显加重，伴视物遮挡的情况，需要及时赴医院就诊，可能需要眼科手术治疗。

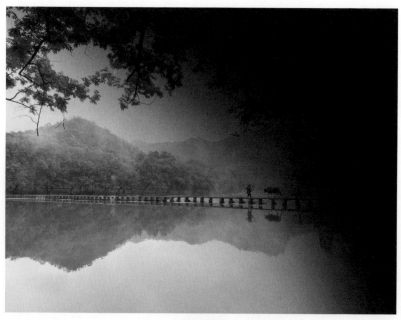

视野遮挡

11. 可以手术治疗飞蚊症吗

随着近年眼科技术的发展，目前除外眼科保守治疗已经出现两种可以治疗飞蚊症的方法，一种是 YAG 激光，一种是微创玻璃体手术。但这两种方法均存在导致视力下降的风险。

微创 YAG 激光消融术已经成为临床上治疗玻璃体混浊的常见方法，治疗飞蚊症的机制是：通过短时间内的高能量单脉冲波将玻璃体内混浊物击碎、汽化，从而快速消除混浊物。有研究指出，年龄小于 40 岁的患者，混浊物的形态多为点状、细丝状和网状，激光难度大，耗时长，治疗次数多，患者满意度差；40 岁以上患者，混浊物形态多为 Weiss 环、半透明絮状或致密纤维膜，激光操作容易，治疗效果理想，患者满意度高。合并高度近视者玻璃体往往有大范围混浊，不宜行 YAG 激光消融术，可试行微创玻璃体切割术。

微创玻璃体切割术，就是通过眼球表面微小穿刺口，将切割器伸入玻璃体内切除玻璃体混浊物。但玻璃体切割术是一项高水平眼科显微手术，术中术后都有发生严重并发症的风险，因此术前需充分评估，明确引起患者主要症状的玻璃体混浊的位置，排除其他可能原因。实施该手术需要专业医院的高年资专科手术医生，避免并发症。

九、不可逆的致盲性眼病：

青光眼

眼部胀痛、视力下降、视野缺损是典型表现

眼压高不一定是青光眼，青光眼也不一定眼压高

高度近视是青光眼患病的高危因素

王 丽

眼科博士，复旦大学附属眼耳鼻喉科医院青光眼学组副主任医师。哈佛医学院麻省眼耳医院 Schepens 眼科研究所博士后。中国医师协会眼科医师分会全身性疾病相关眼病学组委员。擅长各种类型青光眼的诊断以及药物、激光、手术治疗。专注于眼科遗传性疾病的致病基因鉴定及基因治疗研究。主持上海市卫健委课题及上海市浦江人才计划项目各一项。

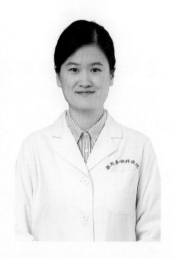

1. 什么是青光眼

青光眼是全球第一位不可逆性致盲性眼病，是一组以视神经病变为特征的疾病，其特点是视盘神经组织丢失，最终发展为特征性视功能损害，表现为视力下降，视野缺损，即单眼视物范围缺损或者变小。青光眼可以累及各个年龄的人群，其所导致的视神经损害是不可逆转的，自然病程会发展为视神经萎缩，完全丧失视功能，因此需要早期发现青光眼，及早治疗，定期随访，将视神经损害控制到最低程度，力争在有生之年保留有用视力。

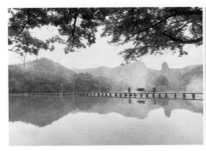 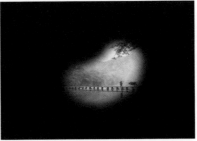

正常视野　　　　　　　　　　　　　　视野缺损

2. 青光眼有哪些类型

临床上通常将青光眼分为原发性、继发性和儿童青光眼三类。

根据房角开放或者关闭情况，原发性青光眼分为闭角型青光眼和开角型青光眼，其中原发性闭角型青光眼又分为急性闭角型青光眼和慢性闭角型青光眼。继发性青光眼是由眼部其他疾病或全身疾病等明确病因导致的一类青光眼，如糖尿病、高血压等导致新生血管性青光眼，药物（如长期全身或眼局部应用糖皮质激素）或眼外伤等也可引起。儿童青光眼是眼球在胚胎期和发育期内房角结构发育异常或发育不良导致的一类青光眼。

3. 正常眼压应该是多少

临床上正常眼压值为 10 ~ 21mmHg（毫米汞柱），它只是统计学上的定义，代表 95% 正常人群的生理性眼压范围，而在青光眼领域，正常眼压应为不能导致青光眼性视神经损害的眼压水平。

正常人的眼压不是一成不变的，具有波动性，受到昼夜节律、气候、情绪、体位等多种因素影响，可以表现为白天眼压低，夜间眼压高，夏季眼压低，冬季眼压高，平卧位或头低位时眼压高，站立位时眼压低，同样青光眼患者的眼压也具有波动性，所以不能仅凭一次测量眼压高来诊断青光眼。

正常情况下，眼压波动不超过 5mmHg，如波动范围超过 8mmHg 可能为病理性眼压。

4. 青光眼患者的眼压一定超过 21mmHg 吗

尽管眼压高是青光眼发生和进展的主要危险因素之一，但是它在青光眼的定义中没有作用。因为任何水平的眼压都可能导致青光眼发生，眼压超过 21mmHg 可以导致青光眼发生，眼压低于 21mmHg 也可以发生青光眼，所以青光眼患者的眼压不一定都超过

21mmHg。

有一种特殊类型青光眼，称为正常眼压性青光眼，眼压在统计学定义的正常眼压范围内，即不超过 21mmHg，但是视神经不能承受这个眼压压力，导致青光眼性的视盘凹陷扩大和视野缺损。所以眼压低于 21mmHg 也可能发生青光眼。要诊断正常眼压性青光眼需要进行 24 小时昼夜眼压监测，同时还需要排除颅内肿瘤引起的视神经损害。

5. 眼压高于 21mmHg 一定是青光眼吗

眼压高于统计学意义上的正常值上限，即超过 21mmHg，但是房角开放，没有青光眼性视神经损伤，没有视野缺损，这种情况被称为高眼压症。高眼压症有发展为青光眼的风险，应定期监测眼压，检查青光眼 OCT 及视野。

6. 原发性闭角型青光眼有什么症状

原发性急性闭角型青光眼在临床前期可无症状，小发作期可表现为轻度眼部酸胀、头痛，可有视物发雾、看灯光周围有彩虹现象，经休息后可自行缓解；在急性大发作期可表现为单眼或双眼胀痛，视力严重减退，可伴有头痛，甚至恶心呕吐等胃肠道症状，如进一步发展，可表现为视野缩小，甚至视力丧失，无光感。原发性慢性闭角型青光眼，由于慢性病程特征，早期常无任何症状，随着病程进展，可表现为眼部胀痛、视力下降、视野缺损。

7. 哪些因素会诱发原发性闭角型青光眼

原发性闭角型青光眼的易感因素主要包括两方面，其中解剖因素包括眼轴短、角膜小、前房浅、晶状体厚等，而促发因素包括情绪激动、过度劳累、近距离用眼过度、暗室环境、药物等诱因。在这两个因素的作用下可以导致房角关闭而引起眼压升高。

8. 原发性开角型青光眼有什么症状

原发性开角型青光眼患者的眼压升高是缓慢发展的，早期可无任何症状，部分患者可表现为轻度头痛及眼胀等不适，或者不明原因的近视度数快速加深。随着病程进展，可表现为眼部胀痛，视力下降，视野缺损。

年龄大、有青光眼家族史，患有近视、糖尿病、高眼压、角膜厚度偏薄、眼底视盘大等都是原发性开角型青光眼的危险因素。

9. 青光眼能治愈吗

青光眼是慢性进行性、不可逆的致盲性眼病，治疗目标是降低眼压和保护视神经，维持现有视功能，而不能恢复已经丧失的视功能，更不可能治愈青光眼。

保护视神经可以补充 B 族维生素和神经营养因子，应用血管扩张药物改善微循环，避免不良生活方式如酗酒、吸烟等，但是实际疗效有限。目前研究证明有效且重要的视神经保护策略就是控制眼压。降低眼压方面主要包括药物、激光和手术治疗。

10. 青光眼的治疗药物有哪些

主要包括以下几类药物：

（1）缩瞳剂，最常用的是毛果芸香碱，可以开放房角，利于房水外流。长期应用可导致瞳孔缩小、虹膜后粘连，有引发视网膜裂孔或脱离可能。

（2）β 受体阻滞剂，最常用的是噻吗洛尔、美替洛尔、左布诺洛尔，可以抑制房水产生。常见不良反应有心动过缓、心脏传导阻滞、支气管痉挛等，对心力衰竭、窦性心动过缓、Ⅱ度或Ⅲ度房室传导阻滞、支气管哮喘及严重阻塞性呼吸道疾病者应避免使用。

滴眼药水前后要洗手，核对药水，头略后仰，拉开下睑，暴露下方结膜囊，滴入 1～2 滴药水，闭眼 5 分钟，同时轻压鼻侧眼角，最后用干净的纸巾将多余的药液擦去。瓶口距眼应保持 1 厘米以上，不要直接接触睫毛或角膜。如果药水是混悬液，点之前需要摇匀。滴不同的药水之间间隔 5～10 分钟。

11. 药物治疗时需要注意哪些事项

首先，需要根据眼部及全身情况选择最合适的药物，注意药物的禁忌证。初始治疗如无效或者副作用不可耐受，可以换药；若药物已经有效但仍未达到目标眼压，则加药，患者自身应尽力提高依从性，掌握滴眼药水的使用技巧，安全有效地控制眼压。

继发性青光眼除根据房角状态及视神经损伤程度选择相应治疗方法外，还需要根据病因针对性治疗，如控制血糖、血压，视网膜光凝治疗，停用激素性药物等。

12. 长期用药出现眼表不适如何应对

长期使用抗青光眼眼药水会出现很多不适症状，如异物感、眼红、眼痒、刺痛、烧灼感等。患者应保持舒缓心情，减少持续用眼时间，选用长效降眼压眼药水，或者选用复合制剂，以减少眼药水中防腐剂对眼睛的刺激，必要时加用人工泪液。如实在不能耐受，可选择激光、手术治疗。

13. 怎样激光治疗原发性闭角型青光眼

原发性闭角型青光眼的激光治疗方式主要有激光周边虹膜切开术和激光周边虹膜成形术。激光周边虹膜切开术能够沟通眼球的前后房，解除瞳孔阻滞，避免房角关闭。激光周边虹膜成形术能够使周边虹膜收缩，扩大房角入口，阻止房角关闭。需要根据房角关闭范围及形态来选择适宜的激光治疗方式。

14. 原发性闭角型青光眼可以手术治疗吗

原发性急性闭角型青光眼在急性发作期通过药物及激光治疗不能控制眼压时，进入慢性进展期，可选择白内障摘除人工晶状体植入联合房角分离术或小梁切除术、引流钉植入术、减压阀植入术等滤过性手术。

原发性慢性闭角型青光眼进展期及晚期病例根据房角关闭及视神经损伤程度可选择白内障摘除人工晶状体植入联合房角分离术或小梁切除术等滤过性手术。房角分离术的目的主要是分离开已经粘连关闭的房角，希望房水通过生理通道流出，从而降低眼压。滤过性手术则是通过手术新建一条滤过通道，将房水引流到眼球外来降低眼压。

15. 激光是怎样治疗原发性开角型青光眼的

目前，临床上常用选择性激光小梁成形术，激光作用于小梁网，恢复其通透性，促进房水外流，从而降低眼压，可用于青光眼的初始治疗，也可作为最大耐受剂量降眼压药物治疗后的补充治疗或者不能耐受药物治疗的替代治疗。

16. 原发性开角型青光眼有哪些手术方式

对于眼压无法用药物降低到目标眼压或无法难受药物治疗时，可选择小梁切除术、引流钉植入术、减压阀植入术等滤过性手术，术中或术后恰当地应用抗代谢药物（如丝裂霉素或氟尿嘧啶），防止手术滤过通道的纤维瘢痕化。

近年来，微创青光眼手术越来越多地应用于房角开放的青光眼患者，如房角镜辅助下的内路小梁切除术、内路小梁切开术，可单独进行或者联合白内障手术同时进行，长期疗效仍需进一步观察。

目标眼压，又称为靶眼压，是能够阻止青光眼性视神经损害继续发展的最高眼压值，需要医生根据青光眼的严重程度、患者的全身状况和年龄等进行设定，并且随着病情变化要动态调整目标眼压。

17. 做过手术后眼压会再升高吗

青光眼患者经白内障摘除人工晶状体植入联合房角分离术或小梁切除术等滤过性手术治疗后，仍有可能发生房角关闭或滤过通道纤维瘢痕化，导致眼压再升高，需要用降眼压药物或再次手术处理。

18. 儿童也会发生青光眼吗

儿童青光眼，曾被称为发育性青光眼、先天性青光眼、婴幼儿青光眼。第9次世界青光眼协会（WGA）明确将儿童青光眼定义为发生在18岁以下人群（欧洲标准为16岁及以下人群）中的与眼压相关的一组眼部损伤性疾病。

WGA将儿童青光眼分为原发性和继发性两大类。原发性儿童青光眼包括原发性先天性青光眼和青少年性开角型青光眼；继发性儿童青光眼包括青光眼合并非获得性眼部异常、青光眼合并非获得性全身疾病或综合征、青光眼合并获得性疾病及白内障术后继发儿童青光眼。临床常见类型包括先天性无虹膜、Axenfeld-Rieger（阿克森费尔德-里格尔）综合征、Peters异常、Sturge-Weber（斯特奇-韦伯）综合征等。

19. 儿童青光眼的常见表现是怎样的

儿童青光眼有眼部症状和眼外临床表现。

原发性先天性青光眼可表现为眼球突出，斜视，眼黑及角膜增大发白，畏光，流泪，眼睑痉挛，不能追光。青少年性开角型青光眼早期一般无症状，可表现为变性近视（病理性近视），进展到视功能损害时可出现视野缺损、视力下降，甚至斜视。

儿童青光眼可以表现为单纯的眼部发育异常，也可伴发全身其他系统的发育异常，如神经系统、泌尿系统、心血管系统、内分泌系统、皮肤及颌面部异常等。如先天性无虹膜，患者不仅患有青光眼及黄斑发育异常，还可伴有泌尿系统肿瘤及听力异常；Axenfeld-Rieger综合征患者可伴有牙齿和面部发育缺陷，听力损害，先天性心脏或肾脏疾病；而 Peters 异常者眼部表现为青光眼，双眼角膜中央混浊并与虹膜粘连，还常伴有全身发育异常，如身材短小、智力迟滞、唇腭裂畸形及耳异常。Sturge-Weber 综合征患者除眼部表现为青光眼和脉络膜血管瘤外，还伴有颜面皮肤毛细血管瘤，甚至中枢神经系统的血管瘤。

20. 哪些检查能帮助诊断儿童青光眼

临床上青光眼诊断主要依靠病史、形态学和功能学检查，如眼压测量、眼底照相和视野检查等。但是儿童对临床检查不能很好配合，影响诊断的及时性，往往到确诊时视功能损害已经非常严重。近年来随着儿童青光眼致病基因的发掘，基因诊断逐渐对儿童青光眼的诊断发挥越来越重要的作用。

21. 儿童青光眼能药物治疗吗

儿童青光眼在明确诊断后应尽早手术治疗，抗青光眼药物在儿童的全身不良反应严重、耐受性差，仅作为过渡治疗，或适用于不能手术的患儿。

药物治疗应选择低浓度和全身影响小的制剂，可选择 β 受体阻滞剂和碳酸酐酶抑制剂。10 岁以内慎用、2 岁以内禁用 α 受体激动剂。

手术方式可选择房角切开术或小梁切开术、小梁切除术、阀门管植入术等。

22. 如何早期发现青光眼

儿童如出现前述儿童青光眼的眼部症状，应及早到眼科就诊。年龄在 40 岁以上的人，应每年进行眼科常规检查。对于有青光眼家族史，或患高度近视、糖尿病、高血压、低血压、偏头痛的人，更应常规进行眼部检查。

对于青少年来说，虽然青光眼的患病率不高，但视物不清常被误认为是视疲劳或近视度数增加所致，很容易耽误病情。故有近视不断加深者，应由眼科医生检查确认没有其他眼病时再验光配镜。

23. 近视与青光眼有什么关系吗

青光眼可促进近视的发生与发展，而近视眼（尤其是 600 度以上的高度近视）是青光眼（多数为开角型青光眼）患病的高危因素。高度近视和开角型青光眼患者的眼球具有相似的巩膜胶原改变，都对糖皮质激素敏感，两者可能具有相同的发病机制和基因背景。高度近视的眼底改变，包括视乳头斜入、视盘周围萎缩斑、后巩膜葡萄肿，这些异常常常掩盖青光眼性视神经改变，从而影响青光眼的早期诊断。

近视者如果出现眼胀、眼痛、视物有彩晕、自觉视物范围变小、不明原因的视疲劳，近视度数不断加深且加深较快等情况，要及时进行青光眼筛查。

24. 近视的青光眼患者能做近视激光手术吗

近视激光手术前常规会做眼压及眼底等相关检查来排除青光眼。如果患有青光眼，不建议做激光手术矫正近视。原因有几个：一是近视激光手术中要用负压吸引眼球，可能会影响眼压和视神经；二是近视激光手术后要使用激素眼药水，可能会升高眼压，加重青光眼视神经损害；三是近视激光手术后角膜变薄变平，会影响眼压测量的准确性，对正确评估青光眼的病情带来不便。因此，确诊青光眼的患者不适宜做近视激光手术。

25. 青光眼患者在长期随访中要注意什么

青光眼是一种慢性疾病，应定期监测眼压及视神经的变化。随访中应评估患者主观感觉、视觉功能，重新评估危险因素，尤其是眼压和房角变化，重新评估视神经的结构和功能，估计进展速度，与患者的年龄以及对侧眼的状况结合，探讨其意义，确定治疗的副作用，评估患者对治疗方案的依从性，确定眼部及全身情况的变化，根据病情更改治疗方案及随访计划。初期随访需较频繁，疾病越重、危险因素越多，随访越频繁，疾病进展越迅速，随访越频繁。

从前，车马很慢，书信很远；

现在，最遥远的距离就是我在你面前，你却在玩手机。

当生活遇上科技，全民进入刷屏时代，你的眼睛，还好吗？

全民护眼已是时代刚需，

让我们拥抱变化，善用科技，善待眼睛，不做"屏奴"。